不常见菌机会感染

陈光远　著

撰著助理　陈雪松　陈岩松　曾夏杏
编　务　邱建颖　黄　位

U0318844

科学出版社

北京

内 容 简 介

本文报告不常见菌六种机会感染因素，感染病例 95 例，染色形态照片 125 张，电镜照片 25 张，菌落形态照片 97 张，有 15 个属 29 个种，其中部分经查新证实有 10 多个种是国内首次报告，有 3 个属 5 个种是国内外首次报告。

本书是研究条件感染菌的基础资料。适用于病原生物学的研究生和科研人员。

图书在版编目（CIP）数据

不常见菌机会感染／陈光远著 . —北京：科学出版社，2015. 10
ISBN 978-7-03-045844-5

Ⅰ.①不… Ⅱ.①陈… Ⅲ.①细菌病-诊疗 Ⅳ.①R515

中国版本图书馆 CIP 数据核字（2015）第 230393 号

责任编辑：朱 华／责任校对：郭瑞芝
责任印制：赵 博／封面设计：陈 敬

科 学 出 版 社 出版
北京东黄城根北街 16 号
邮政编码：100717
http://www.sciencep.com

北京美通印刷有限公司 印刷
科学出版社发行 各地新华书店经销
*
2015 年 10 月第 一 版 开本：1/16 720×1000
2016 年 3 月第 二 次印刷 印张：5 1/4
字数：95 000

定价：55.00 元
（如有印装质量问题，我社负责调换）

作者简介

陈光远，男，中共党员，副主任技师，检验科副主任。1957 年医学专业毕业，分配到合浦专区医院。1961 年发生副霍乱调到县防疫站负责卫生防疫细菌学检验，并参加部分中心工作。1979 年参加广西壮族自治区消灭丝虫病研究工作。至 1986 年完成任务，经有关部门检查验收达到基本消灭丝虫病的目的。1987 年被卫生厅特授予治自区先进工作者荣誉证书。1979 年同时参加自治区防疫站组织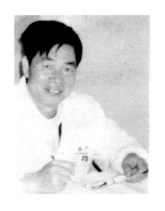
研究的《影响广西沿海地区急性腹泻病》课题，该项目获自治区科技进步奖二等奖。陈光远作为该项科研工作的实验室主要负责人之一，被特发予获奖证书。1986 年 9 月调入广东医学院附属医院工作，负责微生物学检验工作。在临床各科室医务人员的密切协助、配合和严格要求下，对临床送检各种标本的细菌检验，亲力亲为深入细致，对所发现菌株求真求实，对发现不常见部分菌株上送有关专业研究室（中国科学院微生物研究所，中国生物制品检定所，卫生部临检中心，中国军事医学科学院微生物流研所等）协助鉴定，为国内首次报告类鼻疽，珊瑚奴卡氏，链霉菌等多种不常见菌引发病例，做出重要贡献。撰写科研论文 20 多篇；大部分在国家级期刊发表。获湛江市科技进步成果三等奖第一作者 3 项，第二作者 1 项；卫生厅高教厅颁发的科技进步三等奖第一作者 1 项，第三作者 1 项。获省资助立项（雷州半岛类鼻疽病流行的调查）课题 1 项。证实该地区为类鼻疽病的地方性疫源地，有其流行特征，临床特征。并研究出类鼻疽病血清学快速诊断的方法，达国内外领先水平。

目　　录

第一章　棒状杆菌

一、棒状杆菌群引起败血症的调查

棒状杆菌除白喉杆菌引起致病外的JK棒状杆菌、假白喉棒状杆菌、马棒棒状杆菌、微小棒状杆菌、干燥棒状杆菌、牛棒棒状杆菌、溃疡棒状杆菌，过去认为是外环境，皮肤寄生菌。通过调查发现，证实过去认为这些污染菌的棒状杆菌具有致病性，可引起败血症。婴幼儿和免疫性疾病，激素药物治疗人群易感。皮肤黏膜炎症病灶和静脉滴注可能是入侵途径，累计滴注时间愈长。感染机会愈大，菌株的耐药性和多重耐药是入侵重要条件。

1. 染色形态

革兰阳性杆菌，阿拉特染色，棒状杆菌菌体呈淡绿色，异染颗粒呈蓝黑色，其他细菌也呈淡绿色。菌体两端浓染，呈哑铃状。栅状或V状排列，有凝聚趋势，棒状形状。图1-1—图1-16。

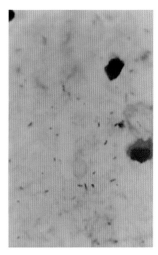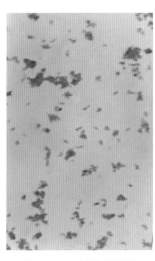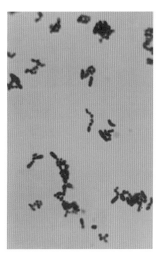

图1-1　JK棒状菌革兰阳性　　图1-2　JK棒状菌凝聚　　图1-3　假白喉蓝黑色

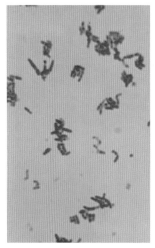
图 1-4　假白喉凝聚

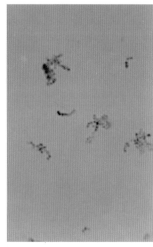
图 1-5　马棒棒状菌淡绿色

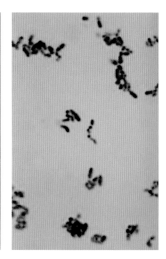
图 1-6　马棒棒状两端浓染

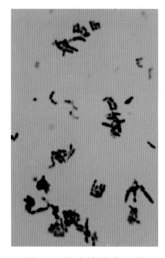
图 1-7　微小棒状菌 V 状

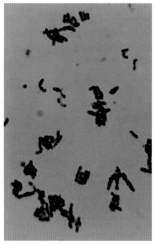
图 1-8　微小棒状菌凝聚

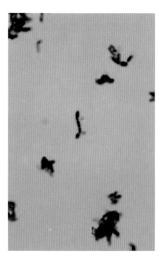
图 1-9　干燥棒状菌革兰阳性

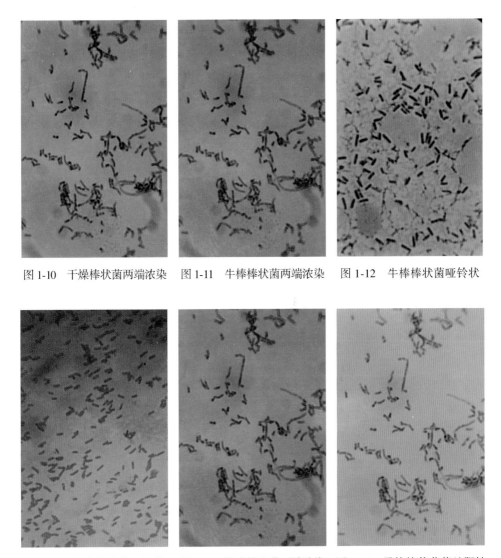

图 1-10 干燥棒状菌两端浓染　图 1-11 牛棒棒状菌两端浓染　图 1-12 牛棒棒状菌哑铃状

图 1-13 溃疡棒状菌哑铃状　图 1-14 溃疡棒状菌两端浓染　图 1-15 马棒棒状菌革兰阳性

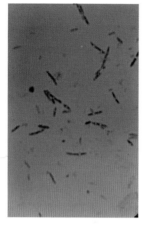

图 1-16 微小棒状菌蓝黑色

2. 菌落形态

血平皿 24 小时可见 0.3—0.5mm 菌落；48 小时可增至 1mm 大小、光滑、微凸、边缘整齐、不溶血的菌落。普通平板，麦康凯平板不生长。血清肉汤呈颗粒生长。用 woods 灯照射，可产生红珊瑚荧光素，图 1-17—图 1-23。

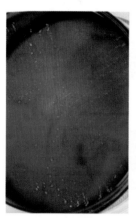

图 1-17　细小

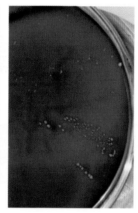

图 1-18　逐渐增大

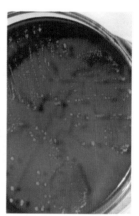

图 1-19　不溶血

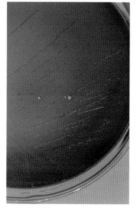

图 1-20　边缘整齐

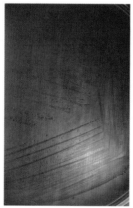

图 1-21　光滑

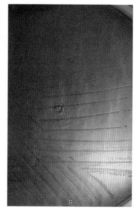

图 1-22　逐渐光滑

3. 生化特性

阳性反应有触酶实验，阴性反应有动力实验、尿素实验，不还原硝酸盐，分解葡萄糖、麦芽糖，不分解蔗糖、甘露醇和木糖。

4. 病例摘要

（1）病例概况：调查 1735 人的 4234 份血液标本，发现棒状杆菌败血症 25 例，男 20 例女 5 例。—16 天龄 7 人，—100 天龄 4 人，—1 岁 6 人，—5 岁 2 人，34—66 岁 6 人。①具有皮肤黏膜炎症患者 20 例，（其中脐炎 6 例、脓疱疮 2 例、肠炎 2 例、皮肤溃疡 1 例、浅表淋巴结膜炎

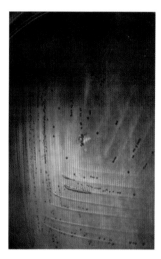

图 1-23　微凸

2 例、化脓性扁桃体病 1 例、化脓性关节炎 1 例、支气管炎 1 例、胆管炎 1 例、烫伤样皮肤综合征 1 例、天疱疮 1 例、红斑狼疮 1 例）。②无皮肤黏膜炎症者 5 例，（其中夏季热 2 例、风湿性关节并发糖尿病 1 例、肝硬化 1 例、网状组织细胞增生症 1 例）。

（2）入院后短期内引起败血症的相关因素分析：

1）皮肤黏膜炎症病灶，可能是丧失或减弱了其屏障功能引起发病。

2）可能通过静脉滴注的通道而感染。住院时间与棒杆菌群的繁殖与耐药性同步。皮肤黏膜炎症病人，每天静脉滴注一般 3 小时，个别 4 小时，平均 3.18 小时，分别于住院期 5 天、7 天、10 天、20 天，平均 4.2 天，累计滴注 13.4 小时引起败血症。

3）皮质固醇类药物治疗病人，则每天静脉滴注一般 3 小时，部分 4 小时，平均 3.6 小时，分别住院 5 天、7 天、10 天、20 天，平均 12.1 天，累计静脉滴注 43.5 小时引起败血症。

4）在发现败血症的 25 例棒状杆菌中，以 JK 棒状杆菌最多约占 1/5，依次为假白喉棒状杆菌约占 1/6，马棒棒状杆菌约占 1/8，微小棒状杆菌约占 1/8，干燥棒状杆菌约占 1/12，牛棒棒状杆菌约占 1/12，溃疡棒状杆菌约占 1/25。

二、JK 棒状杆菌

JK 状棒杆菌，或称之白喉样的棒状杆菌。是在一群住院病人的皮肤中出现的寄生菌，以腹股沟为常见，尤其创伤，脓肿和引流部位。是棒状菌属的新种。

1. 染色形态

革兰阳性、呈棒状、栅状、V 形排列，阿拉特染色异染颗粒清晰、呈串珠状。无动力，无鞭毛，未发现有荚膜，图 1-24—图 1-26。

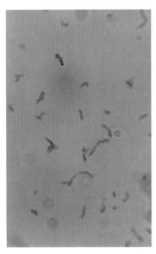 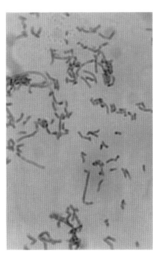 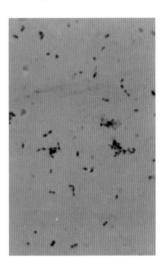

图 1-24　无鞭毛　　　　　图 1-25　无荚膜　　　　　图 1-26　串珠状

2. 菌落形态

在血平皿上 48 小时，长出极为细小的菌落，个别菌株须 48—72 小时才能看见。菌落为光滑、突起、边缘整齐、灰白色、不溶血；斜光照射有金属闪光。营养要求较高，需要加入 5% 牛（兔）血清才能生长。普通平板、麦康凯、SS 平皿不生长，图 1-27—图 1-29。

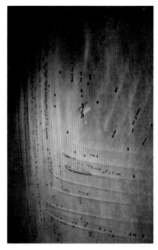
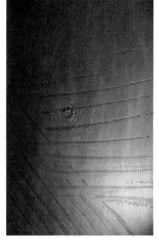
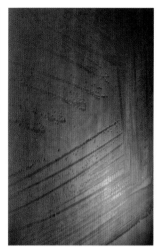

图 1-27 凸起　　　　　　图 1-28 灰白色　　　　　　图 1-29 光滑

3. 生化特性

对葡萄糖、果糖均分解外，对麦芽糖 3/1，甘露糖 2/2，糊精 1/3（分子阳性、分母阴性）。对阿拉伯胶糖、木糖、鼠李糖、半乳糖、乳糖、棉子糖、蔗糖、水杨素、七叶苷、明胶、尿素、甘露醇、氧化酶、硝酸盐还原等均阴性。

4. 病例摘要

（1）男，15 天龄，出生后 3 天皮肤轻度黄染，不规则发热，全身有小脓点。入院当天培养出 JK 棒状杆菌。经敏感抗生素治疗好转出院。

（2）男，8 岁，发热 38—39℃，咽痛 3 天后加重，左颈有一肿块，躯干皮肤见斑丘疹，结膜充血；唇干，红；左扁桃体肿大，有脓点。于入院当天2 次血培养出 JK 棒状杆菌。经敏感抗生素治愈出院。

（3）女，7 月龄，因反复发热 38—39℃ 3 个月，咳嗽 30 天，抽搐 7 次入院。全身皮肤散在烧灼瘢痕，肝肋下 4cm.。入院当天血培养出 JK 棒状杆菌，经敏感抗生素治愈出院。

（4）男，8 天龄，因在农村出生时，用未经消毒剪刀断脐带，引起发热 38℃ 左右，脐部有黄白色脓性分泌物，皮肤中度黄染，X 线示右上肺炎，偶闻水泡音。入院当天血培养出 JK 棒状杆菌。

JK 棒状杆菌是硝酸盐还原阴性，性状相似而有严格的营养需要，生长缓慢和菌胞壁含有脂肪酸、脂多糖、霉菌酸的菌群。在免疫力低下时，能引起脓毒症，心内膜炎，骨髓炎等多种疾病。

三、微小棒状杆菌

微小棒状杆菌引起败血症极为罕见，从多发性小儿脓疱疮的血液中 2 次分离到该菌。应是该患者的致病源菌。

1. 染色形态

为革兰阳性、棒状杆菌，V 型排列。阿拉特染色，异染颗粒明显，无鞭毛、无芽胞、未见荚膜，图 1-30—图 1-42。

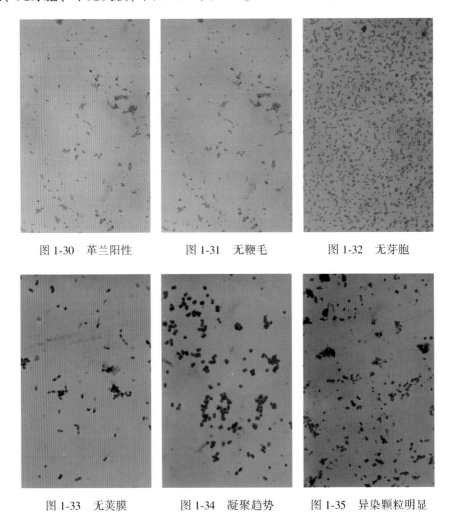

图 1-30　革兰阳性　　　　图 1-31　无鞭毛　　　　图 1-32　无芽胞

图 1-33　无荚膜　　　　图 1-34　凝聚趋势　　　　图 1-35　异染颗粒明显

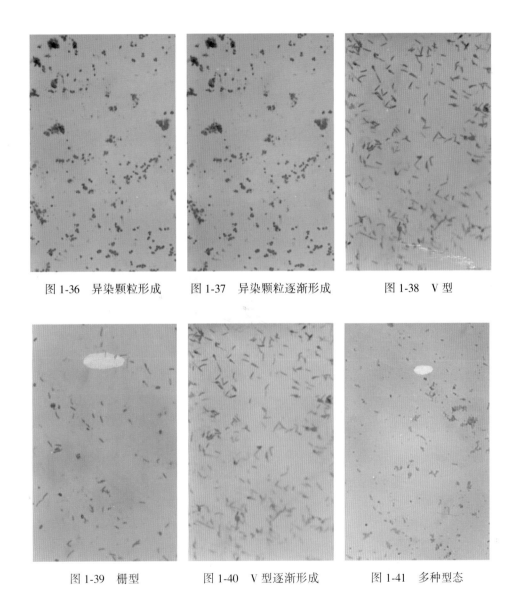

图 1-36　异染颗粒形成　　图 1-37　异染颗粒逐渐形成　　图 1-38　V 型

图 1-39　栅型　　图 1-40　V 型逐渐形成　　图 1-41　多种型态

2. 菌落形态

血平皿 24 小时可见 0.3—0.5mm 菌落；48 小时可增至 1mm 大小、光滑、微凸、边缘整齐、不溶血的菌落。普通平皿，麦康凯平皿不生长。血清肉汤呈颗粒生长。用 woods 灯照射，可产生红珊瑚荧光素。图 1-43—图 1-44。

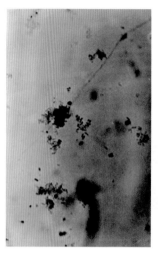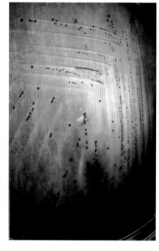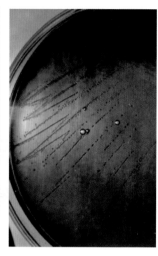

图 1-42　凝聚　　　　　　图 1-43　光滑　　　　　　图 1-44　微凸

3. 生化特性

阳性反应有触酶实验；阴性反应有动力实验、尿素实验。不还原硝酸盐，分解葡萄糖、麦芽糖、蔗糖；不分解甘露醇和木糖。

4. 病例摘要

男，8 月龄。因患多发性脓疮 10 天，喷射性呕吐、双目凝视、四肢抽搐 3 天入院。查体：37.4℃，急重病容、烦躁、哭闹、头部双颞侧有 12 个脓疱疮，直径约 2—3cm 红色质较硬，穿破后流出少量黄白色稠液。肝肋下 3cm，脾肋下 1.5cm，入院当天 2 次血培养出微小棒状杆菌。

第二章　类鼻疽伯克霍尔德菌

类鼻疽伯克霍尔德菌（假单胞菌）：自越南抗美战争以来类鼻疽菌逐渐引起人们重视，我院继香港台湾之后国内首次报告由该菌引起的类鼻疽病。后与军事医学科学院微生物流行病研究所（军内类鼻疽病研究协作组）与我院（湛江医学院附属医院即今"广东医学院附属医院"）协作，以我院为主进行类鼻疽病流行的疫源地调查研究。

一、国内首次报告 2 例类鼻疽假单胞菌败血症及其菌株鉴定和 3 例类鼻疽假单胞菌败血症

1. 染色形态

革兰阴性，美蓝染色呈两端浓染形似安全别针，无芽胞、无荚膜、无异染颗粒，单极端有 1—4 根鞭毛，图 2-1—图 2-5。

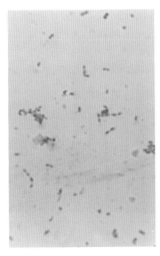 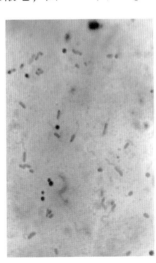 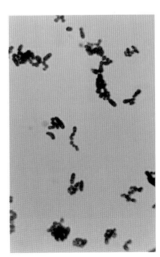

图 2-1　两端浓染　　　　图 2-2　单极端鞭毛　　　　图 2-3　无芽胞

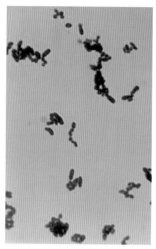
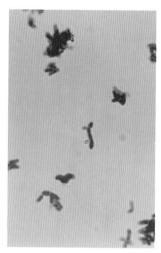

图 2-4　无荚膜　　　　　　　图 2-5　无异染颗粒

2. 菌落形态

24 小时血培养物为细小菌落，48 小时后增大至 1mm 左右，继续培养可增至 2—3mm 呈菊花头样皱褶型菌落。在普通平板上菌落呈橙色，背面为黄色，中心较深；麦康凯平板为细小迟缓分解乳糖菌落，SS 平板不生长。在所有平板上的菌落有霉味溢出。在液体培养初为均匀混浊后形成皱褶菌膜，图2-6—图 2-15。

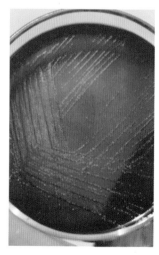
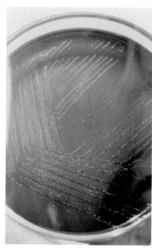
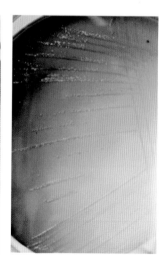

图 2-6　细小　　　　　　图 2-7　逐渐增大　　　　　　图 2-8　皱褶形成

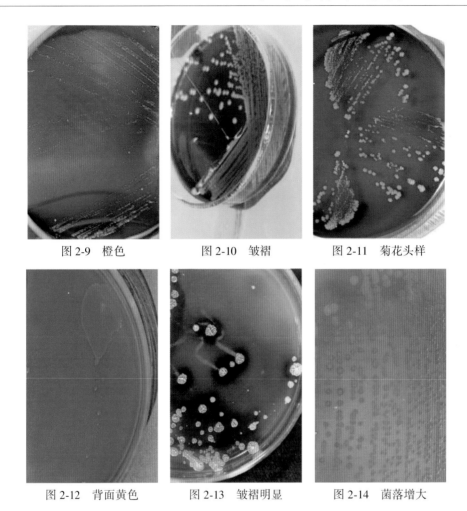

图 2-9　橙色　　　　　图 2-10　皱褶　　　　　图 2-11　菊花头样

图 2-12　背面黄色　　　图 2-13　皱褶明显　　　图 2-14　菌落增大

3. 生化特性

糖代谢为氧化性。阳性反应（或能利用的）有葡萄糖、乳糖、麦芽糖、甘露醇、蔗糖、脱氧酶、卵磷脂酶、淀粉酶、明胶酶、酯酶、精氨酸、木糖醇、山梨醇、半乳糖、甘露糖、糖原、覃糖、卫茅醇。阴性反应（或不利用）有木糖、ONPG、七叶苷、IMViC 为−−（其中一株 C＋）、H_2S、棉子糖、乙酰胺酶、尿素酶、DNA 酶、多黏 B、菊糖、阿拉伯胶醇、水杨素、侧金盏花醇、山梨醇、密二糖、鼠李糖、丙二酸盐、D-酒

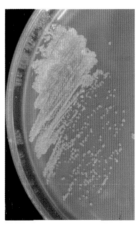

图 2-15　中心黄色较深

石酸盐、内旋酒石酸、间位苯酚、色氨酸、延胡索酸盐。

4. 病例摘要

（1）男，58岁，农民，患者10天前右侧食指受伤感染，3天后出现畏寒、高热、恶心呕吐。2天前气憋、口干、心悸、咽喉疼痛、鼻翼扇动、咽后壁有多个出血点，重度贫血入院。入院当日两次取血作细菌培养出类鼻疽伯克霍尔德菌。

（2）男37岁，农民，患者两年前患风湿性心脏病二尖瓣狭窄併闭锁不全，一个月前又发作伴寒战、高热、咳嗽、病情加重入院。入院第2天取血培养出类鼻疽伯克霍尔德菌。该菌与患者血清凝集效为1∶64，住院12天死亡。

（3）男，73岁，工人，患者咳嗽1个月，畏寒、高热入院，腹泻、尿频、尿急、血尿、唇发绀、咽红肿、扁桃体稍大，X线片显示浸润肺结核。血3次培养出娄鼻疽伯克霍尔德菌，病后17天血清与分离菌凝集1∶64。

二、类鼻疽病的流行病学调查

1. 雷州半岛地区为类鼻疽病疫源地

（1）发病率：共筛查了进入我院诊治的雷州半岛地区的7786例寒战发热患者的17463份标本，细菌学检查有95份标本阳性，检查出39例类鼻疽患者，阳性率为0.501%。血清学共检查了1775例发热患者的1815份血清标本，有75人份阳性、呈4倍以上升高的有51人份22例患者，阳性率为1.239%。

（2）感染途径：在44例病员中，外伤感染直接发病3人，余均无入侵途径和潜伏期可查，值得注意的是：①本组病例除3例外伤急性发病外，其余大多有诱因发病；或基础疾病加重引发或受凉后引发等诱因发病，也可在劳务（农）中不注意的小外伤引起亚临床感染而潜伏于肺，伺机引发病。②约有1/3病例有消化道症状，可能是饮食了含有该菌不洁水源、食物，而引起消化道感染，以及吞入含有该菌的液体（上呼吸道感染痰液），也是致消化道感染的原因。③余为基础疾病加上感冒发热诱发。

2. 类鼻疽病地理分布

分布于北起茂名市的化州县梅杨镇南至湛江市徐闻县的南山镇，两市的茂名市区和化州，电白和湛江市的霞山、赤坎、麻章、郊区和吴川、遂溪、徐闻、廉江县（市）的 11 个县（市区）19 个镇，44 个自然村的江河两岸、低洼水网草丛地带种植水稻的居民，常年散发，无季节性，以中壮、老年人为主，少年儿童未见发现。所有病员之间无密切接触史，病村与病村之间也无特殊连接情况，病员与家畜，动物也无特殊接触关系。所有病员均有赤脚下田劳动或赤脚走路史。因此推断稻田的水与土壤是主要传染源。

三、类鼻疽病的临床特征

1. 年龄分布

44 例类鼻疽病人男 36 例，女 8 例，年龄最少 17 岁，—20 岁 2 人，—30 岁 8 人，—40 岁 8 人，—50 岁 8 人，—60 岁 6 人，—70 岁 9 人，>70 岁 3 人。

2. 临床表现

初期主要有：①外伤感染+败血症；②消化道症状+败血症；③肺炎+败血症；④基础疾病+败血症的症状群。类鼻疽伯克霍尔德菌随血流进入各器官，尤其是在血流灌注量多回流缓慢的部位。形成新的繁殖场所，引起该部位、脏器肿痛或多个器官功能损伤，如肺、肝、脾、肾、下肢、淋巴结等单个或多个器官功能损害的全身症候群。

3. 放射线（X）肺部特征研究

类鼻疽肺部感染主要特征表现，初期纹理双侧或单侧增粗，逐渐变为斑点状。粟粒状，结节状阴影。小片状致密影。散在多发按叶段分市。有融洽趋势。有的融洽成透亮区。密度均匀或欠均匀。边缘可见，有的模糊不清。部分可见液面，侧位透视背段部分可与后壁相连。不随呼吸上下活动。其基底不能与后壁分开。

四、类鼻疽病血清学的快速诊断

应用类鼻疽伯克霍尔德菌 DNA 2000bp 片断作抗原的 ELISA 以类鼻疽细菌学确诊的病人血请为金标准和供血员的血清作特异性、敏感性 ROC 曲线试验并与国外资料比较，以及通过对细菌培养阳性与阴性患者的 1808 份血清学分析，经统计学处理，统计其敏感性，特异性，假阳性率，国内尚未见报告，比国外资料更佳（详见另述），具有更高的的临床应用价值。

应用本法前后隔 7—10 天进行 2 次抗体检测，4 倍以上升高可确诊为现症感染．维持原上下一个滴度不变的，则确诊该例病员是类鼻疽过去感染。

通过前后两次检测，可以提高其敏感性 100%。因而漏诊率则完全可以避免。

五、类鼻疽病血清学的快速诊断的特异抗原的研究及临床应用

1. 间接酶联免疫特异抗原

（1）间接酶联免疫特异抗原的制备：提纯类鼻疽菌苔——蒸馏水——震荡——高速离心去沉淀——取上清液备用。

（2）类鼻疽提纯特异抗原电泳图谱（图 2-16），第 8、9 号是本组试验特异抗原，只有一条带，分子量约为 2000bp 位置。

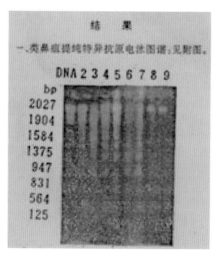

图 2-16　类鼻疽特异抗原电泳图谱

（3）纯度检测：蛋白质测定结果吸光度为 0。检测志贺菌属诊断血清、沙门菌属诊断血清、致病大肠埃希菌诊断血清、铜绿假单胞菌诊断血清为均阴性。

2. 间接酶联免疫试验快速诊断类鼻疽病的临床应用

对寒战发热病人 1077 人检测 1181 人次，有 17 人 41 次阳性，阳性率 1.68%。对阳性患者追踪确证；阳性血清相隔 7—10 天后复检，有 9 例患者血清呈 4 倍以上升高诊断为现症感染，与细菌培养和临床诊断一致，余 8 例患者血清仍保持原效价上下一个滴度不变，诊断为过去感染。

（1）诊断曲线研究：取类鼻疽病人血清 34 人份和非类鼻疽病员（供血员）血清 153 人份血清进行考核结果：诊断敏感性：97.6%，诊断特异性：98.69%，诊断有效率（符合率）：98.84%，假阳性率 1.31%。

（2）本组特异试验诊断曲线研究结果与国外有关诊断类鼻疽病的研究结果进行 ROC 曲线分析和与有关资料比较：

本组研究结果：用 2000pb DNA ELISA 类鼻疽病人血清标本与非类鼻疽病人血清标本进行考核，类鼻疽病员的血清最早采集时间为病后 7 天，采血以后每隔 7 天连续采取。距最初发病时间最长 3 个月。敏感性率 97.6%，特异性率 98.69%，误诊率 1.31%，有效率 98.84%。本组试验结果，最接近 ROC 曲线的左上角（敏感度，特异性 100% 的交汇点）。因而是代表最佳的一种试验，具有较高实用价值。

1）Anuntagool（1993）19.5kDa DNA 片段 ELISA：非类鼻疽病人标本 110 人份，类鼻疽病人标本 37 人份，敏感性率 92%，特异性率 91%，误诊率 9%，有效率 91%。

2）Kunakorn（1990）MAC ELISA：非类鼻疽病人标本 153 人份，类鼻疽病人标本 16 人伤，敏感性率 94%，特异性率 78%，误诊率 22%，有效率 79.9%。

3）Dhararul T.（1997）IgM ELISA：非类鼻疽病人标本 80 人份，类鼻疽病人标本 70 人份；敏感性率 52.4%，特异性率 90.9%，误诊率 9.1%，有效率 72.6%。

第三章 假单胞菌

一、斯氏假单胞菌

斯氏假单胞菌是细菌学分类的假单胞菌属第 1 群。当遇有能产生淡黄色或棕色皱褶菌落，且能扩散迁徙生长，脱氧、极端单鞭毛的菌落，都应怀疑是该菌。有研究报道不水解精氨酸为 Vb-1 型，水解精氨酸为 Vb-3 型，但最近发现斯氏假单胞菌也有 23% 菌株能水解。

1. 染色形态

革兰阴性杆菌，极端单鞭毛，无芽胞、无荚膜、无异染颗粒、非抗酸性。图 3-1—图 3-2。

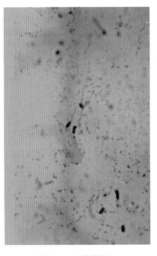
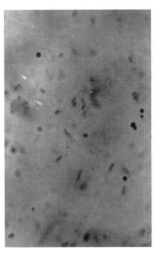

图 3-1 单鞭毛 图 3-2 无芽胞

2. 菌落形态

本菌为专性需氧菌，血平板培养基上培育 24 小时长出 1mm 大小菌落，48 小时后菌落黏着平板，部分呈扁平、粗糙、皱褶、扩散及迁徙现象；部分呈光滑、湿润、突起，不透明如淡黄油珠状，其顶端仍有微细花纹，无溶血现象。普通平板上长出上述菌落，且有淡黄色素，多代转种后光滑型菌落逐渐增多，麦康凯平板培养基生长，SS平板培养基上不生长。斯氏假单胞菌与类鼻疽假单胞菌同样能产生皱褶菌落，但斯氏菌落的皱褶是从中心突起平向边缘。24小时即可见到，且有迁徙现象。类鼻疽则呈菊花状一层一层向心皱褶、边缘突起，极易区别。图3-3—图3-8。

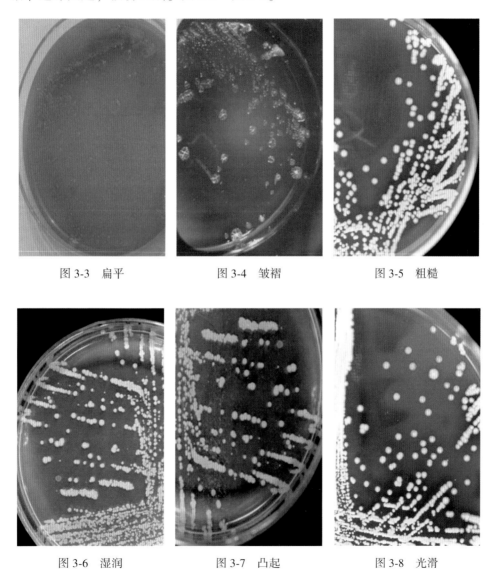

图3-3　扁平　　　　　　图3-4　皱褶　　　　　　图3-5　粗糙

图3-6　湿润　　　　　　图3-7　凸起　　　　　　图3-8　光滑

3. 生化特性

OF 葡萄糖为氧化型，能氧化、利用的有葡萄糖、甘露醇、蔗糖、木糖、果糖、淀粉酶、氧化酶、脱氧酶、6.5% NaCl 肉汤，西蒙枸橼酸盐。阴性反应或不被利用的有乳糖、麦芽糖、色氨酸、酒石酸盐、内旋酒石酸，苯丙氨酸，赖氨酸，鸟氨酸、精氨酸、明胶、KCN、尿素，DNA 酶、乙酰氨酶。

4. 病例摘要

（1）女，25 岁，农民，因头痛、呕吐在某县医院治疗 10 天，3 天前寒战、发热 38.5℃、嗜睡、谵语、头痛加剧、咳嗽。于 2 月 3 日入我院，2 月 13 日血培养出斯氏假单胞菌，病后血清抗体呈 4 倍以上升高，经抗感染治疗痊愈出院。

（2）患儿，男，2 天龄。出生 3—4 小时开始发热、抽搐、四肢痉挛、阵发性惊跳，呕吐入我院。体温 39.6℃，心率 134 次/分，呼吸 50 次/分，神清，嗜睡、四肢非凹性水肿、两肺可闻、小水泡音。脊液培养出斯氏假单胞菌。即按化脓脑治疗 1 周，痊愈出院。

（3）女，25 岁，居民。5 年前患关节炎，病情不稳定，于 5 月 7 日入院。体温 39.2℃，咽充血、扁桃体 Ⅱ 度肿大，双侧下肺闻及中、小水泡音，肝肋下 4cm。7 月 27 日的脓性关节抽出液培养出斯氏假单胞菌，31 日要求出院，1 周后死亡。

二、腐败假单胞菌

腐败假单胞菌一般存在于自然界中的水和土壤，常引起鱼类致病，该患者长期下肢溃烂，该菌可能已经在该部位寄生，当抵抗力低下时致病，入院后两次血培养出该菌，应是病员的致病原菌。

1. 染色形态及电镜照片

革兰阴性杆菌，具有单极端鞭毛，或侧毛菌，无芽胞，无荚膜。染色形态：图 3-9—图 3-12，电镜：图 3-13—图 3-14。

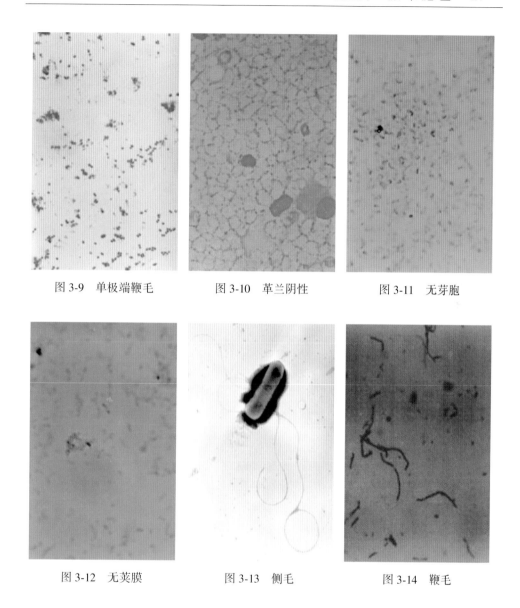

图 3-9　单极端鞭毛　　　　图 3-10　革兰阴性　　　　图 3-11　无芽胞

图 3-12　无荚膜　　　　图 3-13　侧毛　　　　图 3-14　鞭毛

2. 菌落形态

血平板上，初期生长为细小单独菌落，96 小时后，呈融合型生长，黏液状。图 3-15—图 3-20。

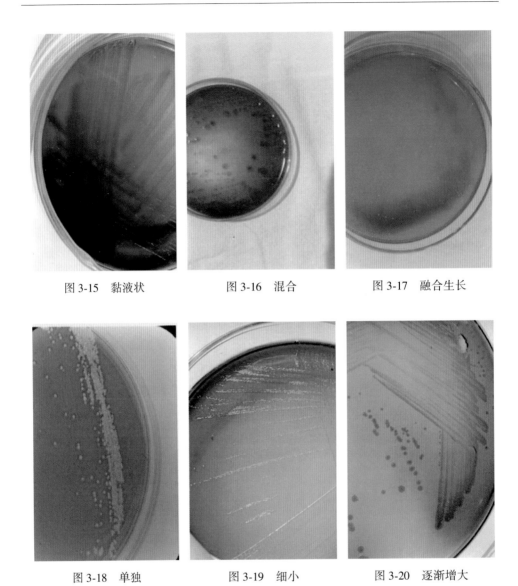

图 3-15　黏液状　　　　　图 3-16　混合　　　　　图 3-17　融合生长

图 3-18　单独　　　　　图 3-19　细小　　　　　图 3-20　逐渐增大

3. 生化反应

OF 培养基产酸不产气，阳性反应的有葡萄糖实验、麦芽糖实验、赖氨酸脱羧酶实验；阴性反应的有精氨酸双水解酶实验、H_2S 实验；乳糖实验、甘露醇实验；蔗糖实验有时阳性有时阴性。

4. 病例摘要

患者长期下肢有一溃疡脓肿多时，创口未能愈合，近日发热，咳嗽入院，两次血液分离到该菌，治愈出院。

三、唐昌蒲假单胞菌

唐昌蒲假单胞菌（*Pseudomas gladioli*）是假单胞菌属第Ⅱ群的致病株（Bergey's Manual 9th 1984），从住院的一例肺部、颅内感染以及败血症患儿的血液中，2 次分离到此菌。

1. 染色形态及镜照片

为革兰阴性杆菌，（0.7—0.8）μm×（1.5—2.0）μm，无芽胞、无荚膜、菌体周围有一黏液层环绕，无异染颗粒，非抗酸性，单极端有 1—2 根鞭毛，24 小时培养物分散单个，72 小时后部分 3—5 个短链。染色形态：图 3-21，电镜：图 3-22。

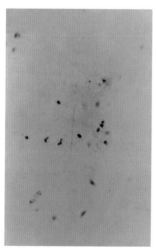
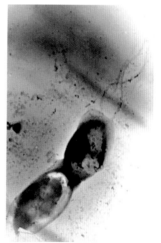

图 3-21　无芽胞　　　　图 3-22　单极端鞭毛

2. 菌落形态

血平板上 35℃ 培育 24 小时长出 0.5—1mm、凸起、边缘整齐、湿润、光滑无溶血菌落，48 小时后菌落黏着培养，挑动呈丝状，96 小时后菌落周围增大部分扁薄如带环绕。液体培养初呈混浊后沉淀生长，沉淀物粘着管底，轻轻摇动呈黏丝状上升。能在普通平板、麦康凯、SS 平板上生长。

黏质物形成：在普通营养琼脂上加入 2%—4% 蔗糖制成平板接种该菌培养 72 小时能产生黏性物质。图 3-23—图 3-28。

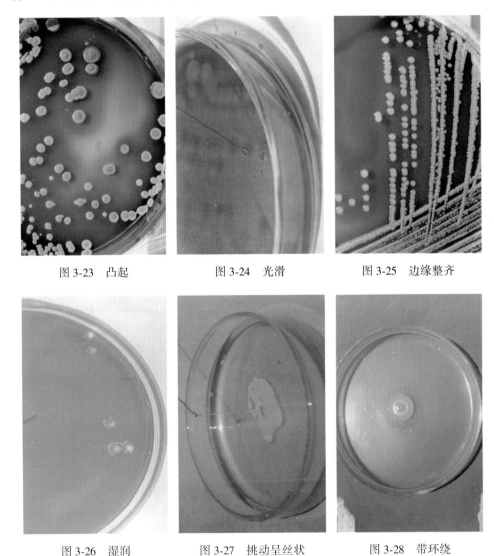

图 3-23　凸起　　　　　　图 3-24　光滑　　　　　　图 3-25　边缘整齐

图 3-26　湿润　　　　　　图 3-27　挑动呈丝状　　　　图 3-28　带环绕

3. 生化特性

氧化型，在 OF 培养基上能氧化（阳性）葡萄糖、乳糖、蔗糖、木糖产酸；不能氧化（阴性）甘露醇、果糖、麦芽糖、鼠李糖。6.5% NaCl 和

pH4.5肉汤不生长，硝酸盐还原、七叶苷水解、赖氨酸、鸟氨酸脱羧酶、苯丙氨酸脱氨酶、尿素酶均阴性。DNA酶、乙酰氨酶、脂酶（水解吐温80）氧化酶、触酶、葡萄糖酸盐等实验均阳性。对24种普通生化糖管阴性。还能利用阿拉伯胶糖、半乳糖、甘露醇、肌醇、山梨醇等物质；不能利用甜醇、糖原、菊糖为生长碳源。

4. 感染途径

患儿，男，5岁，农村人，因头痛发热、喷射状呕吐、睡1周入院，肺X线片示渗出性炎症。血培养2次分离出本菌，经治疗痊愈出院。

四、洋葱假单胞菌

洋葱假单胞菌，一般存在于自然界，可引起植物类致病，该病例是一种植农户，种植各种蔬菜类，有较多接触该菌机会，遂引起逐引起感染致病。

1. 染色形态及电镜照片

革兰阴性，具有单极侧毛菌，多为单个或成对排列。染色形态图3-29—图3-30，电镜：图3-31—图3-33。

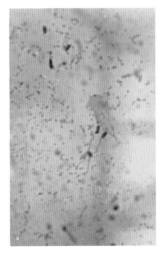 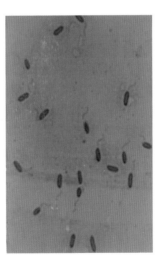 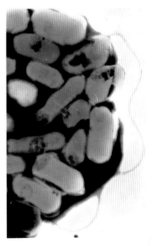

图3-29 革兰阴性　　　　图3-30 单极侧毛　　　　图3-31 无荚膜

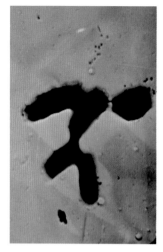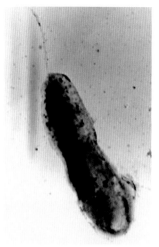

图 3-32　两两相连　　　　图 3-33　极端鞭毛

2. 菌落形态

　　普通平板上，初期为淡黄色突起，具有水溶性黄色素，逐渐凸起，呈奶油状，融合趋势。图 3-34—图 3-37。

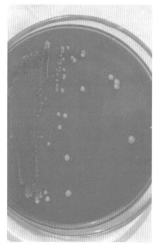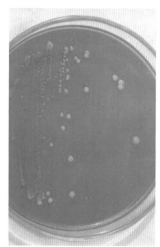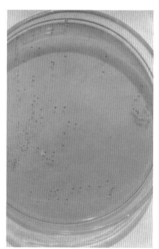

图 3-34　淡黄色　　　　图 3-35　凸起　　　　图 3-36　黄色素

3. 生化特性

OF 培养基产酸不产气，阳性反应实验的有葡萄糖、麦芽糖、乳糖、甘露醇、蔗糖、赖氨酸脱羧酶；阴性反应实验的有精氨酸双水解酶、H_2S。

4. 病例摘要

男，农民，前 20 天患尿频尿急，近日加重，发热入院，从尿液及血液中分离到该菌。

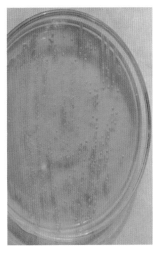

图 3-37　奶油状

五、少动假单胞菌

少动假单胞菌（*pseudomonas paucimobilis*）曾命为 IIK-1 型，现属假单胞菌属，为条件致病菌。从入院的一例小儿败血症肺炎病人的血液中，分离出此菌。

1. 染色形态

分离菌为革兰阴性、无芽胞、无荚膜、具动力、非抗酸性的长杆菌。25℃培养物的鞭毛染色为极端单毛菌。图 3-38—图 3-45。

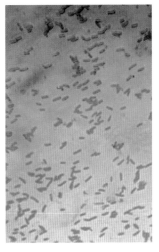

图 3-38　革兰阴性

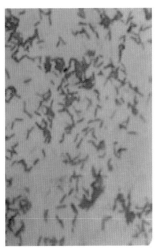

图 3-39　无芽胞

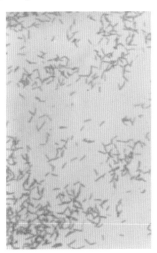

图 3-40　无荚膜

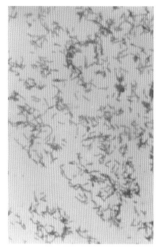
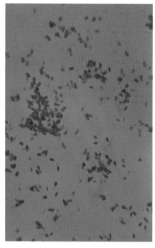
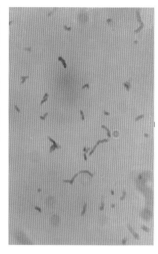

图 3-41　有动力　　　　　图 3-42　非抗酸性　　　　　图 3-43　极端单毛

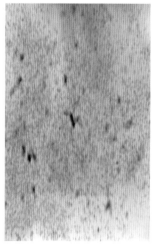
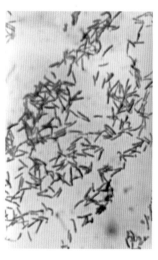

图 3-44　周毛菌　　　　　　图 3-45　长杆菌

2. 菌落形态

在血平板上培养 24 小时后菌落表面光滑、淡黄色、隆起、边缘整齐不溶血，直径 0.5—1mm。培养 72 小时可增至 2mm，稍黏稠、具非水溶性黄色色素、更明亮。在普通平板上菌落的黄色素与血平板一致。在麦康凯、SS 平板上不生长，液体培养微混浊，继续形成菌膜，下沉管底，溶液无可见颜色产生。图 3-46—图 3-47。

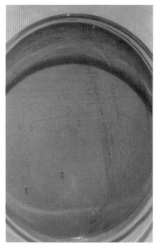 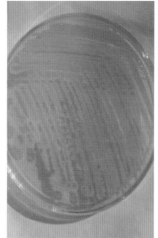

图 3-46 光滑 图 3-47 隆起

3. 生化特性

触酶、氧化酶实验均阳性。糖代谢为氧化型，不还原硝酸盐，明胶酶、尿素酶、精氨酸双水解酶、赖氨酸脱羧酶、苯丙氨酸脱氨酶等实验均为阴性；靛基质、西蒙枸橼酸盐实验为阴性；能氧化葡萄糖、乳糖、麦芽糖、蔗糖、木糖产酸；水解七叶苷；7 天内不分解甘露醇，42℃不生长，产微量硫化氢（醋酸铅试纸法）。

4. 病例摘要

男，15 个月。自入院前 3 个月起，头部皮肤脓疱疹反复发作，消瘦，夜间盗汗，入院前 10 天起气憋，胸背、躯干出现丘疹。一周后发热，于 5 月 7 号入院。查体：Ⅱ度营养不良，体温 38.2℃。X 线片诊断为肺炎。两次血培养均培养出少动假单胞菌。自 5 月 10 日起右侧出现气胸，12 日双肺闻及湿罗音，曾用红霉素、氨苄青霉素、利福平、二甲氧苯青霉素，先锋霉素Ⅳ治疗无效，于 5 月 18 日死亡。

第四章 链 霉 菌

链霉菌属（*Streptomyces*）的基丝无横隔，不断裂，孢子丝呈链状直丝。电子显微镜进行基丝、气丝、孢子体形态等项进行定属。并通过多种培养基观察其培养生长特性、碳源利用和生理试验进行种间鉴定。浑圆链霉菌能在有机培养基上生长，无气生菌丝。

一、浑圆链霉菌

1. 染色形态及电镜照片

分离两菌株均为革兰阳性团丝状，部分断裂成球状、球杆和棒状，无芽胞、无荚膜、无动力。电镜下基丝直径 0.9—1.2μm，无横隔，孢子直径 1.5—1.8μm，表面光滑，孢子丝断成球状、短杆状、长杆状。染色形态：图 4-1—图 4-3，电镜：图 4-4—图 4-5。

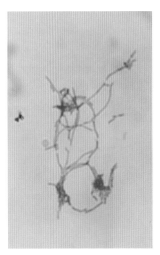 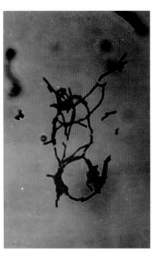 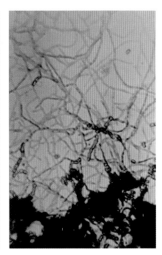

图 4-1　革兰阳性　　　　图 4-2　团丝状　　　　图 4-3　团丝部分断裂

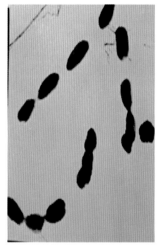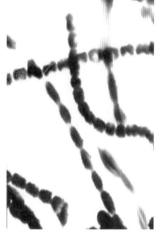

图 4-4　短杆状　　　　　　图 4-5　长杆状

2. 菌落形态

培养 3—4 天后，基丝、气丝均能生长，基丝较细，气丝较直，有波曲孢子丝，断裂成短杆或卵圆形，基丝无中隔，不断裂、波曲状。在高氏淀粉、蔗糖察氏、克氏合成 1 号、燕麦粉和天门冬素等培养基上气丝生长良好和产生不同色素，无气丝生长，在该培养基上两菌株基丝均生长良好，生产黄棕或褐色素，均为不可溶性色素。图 4-6—图 4-8。

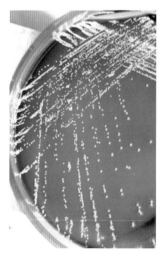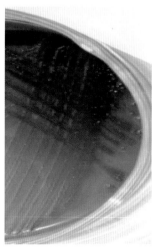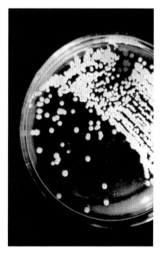

图 4-6　白色状菌落　　　图 4-7　气生菌丝菌落　　　图 4-8　不可溶性色素

3. 生化特性

能利用 *L*-阿拉伯胶糖、蔗糖、*D*-山梨醇、*D*-葡萄糖、*D*-果糖、*L*-鼠李糖、肌醇、麦芽糖、*D*-甘露糖为碳源；不能利用 *D*-木糖、甘露醇、棉子糖。牛奶陈化、明胶液化、淀粉水解、纤维素上生长均阳性；牛奶凝固、硫化氢产生、酪氨酸、硝酸盐还原均阴性。

4. 病例摘要

男，53 岁。经 CT、B 超诊断肝硬化腹水、脾功能亢进，于 3 月 2 日入院。X 线片示右上肺见结节影。遂于 5 日行脾切除、高位静脉结扎和胃底切开探查术。术前、后用先锋必、复达欣等抗感染治疗。腹部切口愈合后，体温持续在 37.6—38.8℃与 WBC11.7—17.6×10^9/L 之间。X 线片示：1 右上肺浸润型肺结核。2 右下肺感染。3 右下肺底积液。于 3 月 21 日两次取血培养分离到浑圆链霉菌（*S. globosus*），后经用拉氧头孢钠治疗，白细胞与体温恢复正常。于 5 月 6 日治愈出院。

二、白淡黄链霉菌

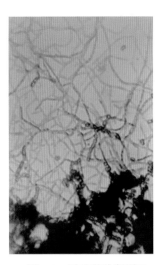

链霉菌属（*Streptomyces*）的基丝无横隔，不断裂，孢子丝呈链状直丝。电子显微镜进行基丝、气丝、孢子体形态定属原则。并用多种培养基观察其培养生长特性、碳源利用和生理试验进行种间鉴定。白淡黄链霉菌基丝均生长良好，生产黄棕或褐色素，均为无可溶性色素。白淡黄链霉菌能在有机培养基上不生长，无气生菌丝。

图4-9　团丝部分断裂

1. 染色形态及电镜照片

两菌株均为革兰性团丝状，部分断裂球状、球杆状和棒状、无芽胞、无荚膜、无动力。电镜下基丝直径 0.9—1.2μm，无横隔，孢子直径 1.5—1.8μm，表面光滑，孢子丝断成球状、短杆状、长孢子状。染色形态：图 4-9—图 4-16，电镜：图 4-17—4-18。

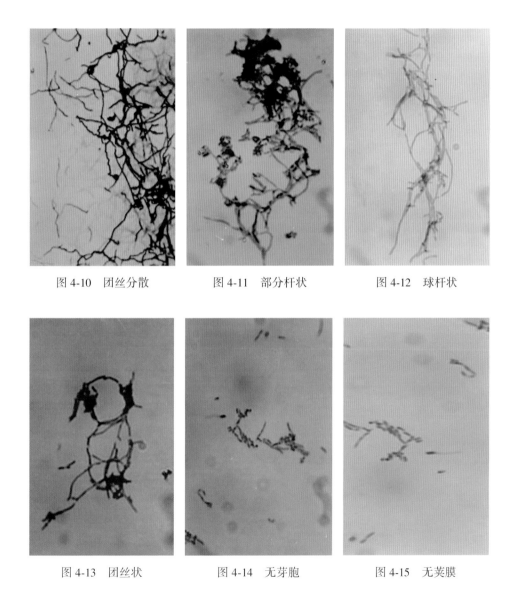

图 4-10 团丝分散　　图 4-11 部分杆状　　图 4-12 球杆状

图 4-13 团丝状　　图 4-14 无芽胞　　图 4-15 无荚膜

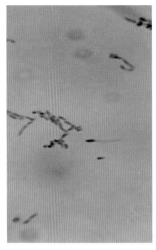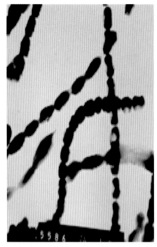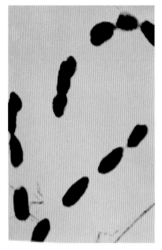

図 4-16　革兰阳性　　　　　図 4-17　长孢子状　　　　　图 4-18　短杆状

2. 菌落形态

　　培养 3—4 天后，基丝、气丝均能生长，基丝较细，气丝较直，有波曲孢子丝，断裂成短杆或卵圆形，基丝无中隔，不断裂、波曲状。在高氏淀粉、蔗糖察氏、克氏合成 1 号、燕麦粉和天门冬素等培养基上气丝生长良好和产生不同色素。在贝萘特、桑塔斯、土豆浸汁、牛肉浸汁等培养基上生长良好，产生白色或灰白色色素。在天门冬素培养基上气丝生长贫乏；在该培养基上基丝均生长良好，生产黄棕或褐色素，均为无可溶性色素。图 4-19—图 4-22。

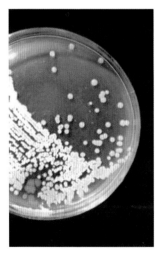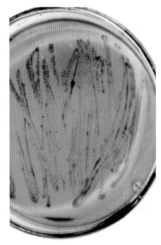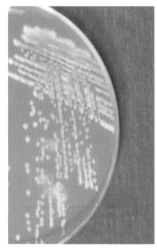

図 4-19　皮壳状　　　　　图 4-20　气丝菌落　　　　　图 4-21　基丝菌落

3. 生化特性

能利用 L-阿拉伯胶糖、蔗糖、D-山梨醇、D-甘露糖为碳源；不能利用 D-木糖、甘露醇、棉子糖、D-葡萄糖、D-果糖、L-鼠李糖、肌醇、麦芽糖。牛奶陈化、明胶液化、淀粉水解、硝酸盐还原等反应均为阳性；牛奶凝固、硫化氢产生、酪氨酸、纤维素上生长均为阴性。

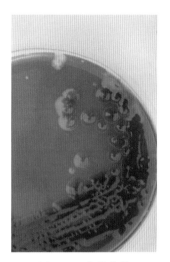

图 4-22　菌线菌落

4. 病例摘要

女，16 岁。9 月发现系统性红斑狼疮，经激素治疗好转后，出院。12 月下旬患者发热 40℃，咳嗽、腹胀，近 10 天进行性加重。于元月 20 日复发，再次入院。右下肺少量小水泡音，左上腹局限性隆起，可触及一囊性包块。约 27cm×20cm，界清，腹水征阳性，CT 示胰尾囊肿，血清淀粉酶 8890 U/L，尿淀粉酶 38520 U/L，腹水淀粉酶 19200 U/L，在胰尾脓液中分离到白淡黄链霉菌（*S. albohelvatus*）。

三、弗氏链霉菌

链霉菌属（*Streptomyces*）的基丝无横隔，不断裂，孢子丝呈链状直丝。电子显微镜进行基丝、气丝、孢子体形态观察，多种培养基观察其培养特性、碳源利用和生理试验进行种间鉴定。弗氏链霉菌（*Streptomyces fradiae*）菌株，气生菌丝淡粉白，基内菌丝淡黄、淡橙黄在合成培养基上无黑色素产生。

1. 染色形态

革兰阴性杆菌，极端单鞭毛，无芽胞、无荚膜、无异染颗粒、非抗酸性。培养 7—15 天后，基内菌丝无横隔，不断裂。气生菌丝为直丝，所形成的孢子表面光滑。图 4-23—图 4-25。

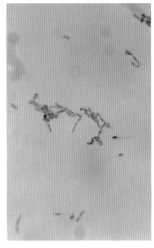
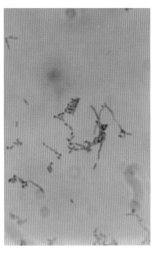
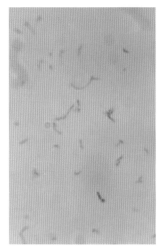

图 4-23　极端单鞭毛　　　　图 4-24　无芽胞　　　　图 4-25　无荚膜

2. 菌落形态

本菌为专性需氧菌，血平板培养基上培育 24 小时长出 1mm 大小菌落，48 小时后菌落粘着平板，部分呈扁平、粗糙、皱褶、扩散及迁徙现象；部分呈光滑、湿润、突起，不透明如淡黄油珠状，其顶端仍有微细花纹，无溶血现象。普通平板上长出如上菌落，且有淡黄色素，多代转种后光滑型菌落逐渐增多，麦康凯平板培养基生长，SS 平板培养基上不生长。图 4-26—图 4-28。

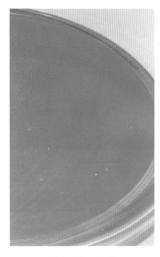
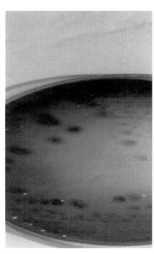
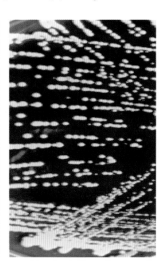

图 4-26　扁平　　　　图 4-27　迁徙　　　　图 4-28　花纹

3. 生化特性

能还原硝酸盐、液化明胶、胨化牛奶、淀粉不水解、纤维素上不生长、不产生酪氨酸酶。能利用 L-阿拉伯糖、D-果糖、肌醇、D-山梨醇产酸。

4. 病例摘要

女，14 岁。患红斑狼疮病治疗后，好转出院。4 个月后患者旧病复发，经检查血培养，培养出链霉菌，经中科院微生物研究所鉴定为弗氏链霉菌。

第五章 奴 卡 菌

一、珊瑚奴卡菌

珊瑚奴卡菌（*Nocardia corallina*）一般认为是植物致病菌，广泛存在自然界，当机体某些部位因外伤或炎症时，长期处于免疫力低下时，可能被该菌入侵而致病。

1. 染色形态

24 小时培养物革兰阳性，球杆状、杆状和未断裂的分枝状的菌丝体。无鞭毛、无荚膜、无芽胞。电镜下菌丝体可长达 20μm，微孢囊为 0.8—1.5μm。气丝无隔，基丝呈乙状有隔。图 5-1—图 5-2，电镜：图 5-3。

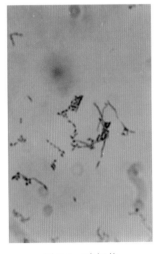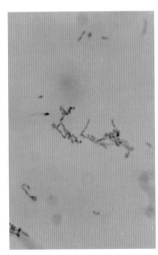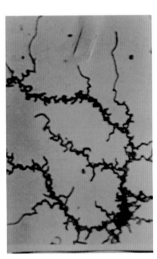

图 5-1　球杆状　　　　图 5-2　杆状　　　　图 5-3　基丝成分枝状

2. 菌落形态

取脓液接种于血平板，35℃培养 24 小时长出稍为细小，质地柔软，呈粉红色。继续培养，显微镜下可见表面长有极为稀疏的毛状气生菌丝体。埋片法培养时，20 小时后菌落中心菌丝开始断裂，菌落边缘呈继续分叉状生长，在营养琼脂与燕麦琼脂平板上不形成气生菌丝。图5-4—图5-6。

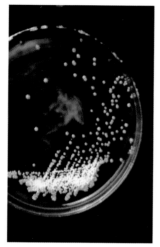 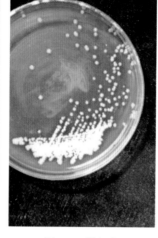 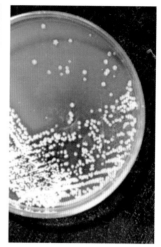

　　图5-4　细小　　　　　　　图5-5　粉红色　　　　　　图5-6　气生菌丝菌落

3. 生化反应

　　阳性反应产酸或利用的实验有牛奶陈化，明胶液化、淀粉水解、硝酸盐还原、葡萄糖、甘露醇、山梨醇、枸橼酸盐、甘油、甘露糖、果糖、七叶苷、酪氨酸、枸橼酸盐；阴性反应的有尿素、肌醇、鼠李糖、牛奶凝固、蔗糖转化、纤维素上生长、硫化氢、阿拉伯胶糖。

4. 感染途径

　　珊瑚奴卡菌（*Nocardia corallina*）一般认为是植物致病菌，最早分离于英国、澳大利亚和美国的土壤，我们于1995年6月从1例膝关节膜炎的脓液中分离到该菌。

　　男，50岁，家住农村，因左膝关节红肿热痛9个月，于当地曾作关节封闭等项治疗，未见好转。近日加重和右小腿以及踝关节肿胀，呈凹陷性水肿，表面静脉曲张，左髌下束外侧可触及明显波动。于5月30日入院，X线片示：左膝关节增生性关节炎、右踝骨质增生；心、肺无异常。体温37.4℃，遂于6月2日行左膝关节切开排脓，术中所见关节囊大量脓性黄色液体涌出，关节表面软骨破坏，关节面不平整，即用过氧化氢、新洁而灭冲洗。6月9日再对右侧病灶切开引流，排黄色脓液，脓液未见硫磺颗粒。在两脓液中，均培养出珊瑚奴卡菌。

5. 全细胞成分分析

含有内旋二氨庚二酸（meso-DAP）、半乳糖、阿拉伯胶糖。即细胞成分为Ⅳ型。糖型为 A。

细胞膜成分分析：按 minnikin 的甲基脂检测法检测含有枝菌（mycolic acids）和 Lechevalier 法检测含有磷脂酰乙醇胺，即磷酸类脂Ⅱ型（PⅡ）。

其菌落可产生粉红色，20 小时菌落中心分叉菌丝开始断裂，即形成微囊孢子，未发现分生孢子，其生长方式为分叉—断裂—杆—球的周期。在营养琼脂平板与燕麦琼脂平板上不形成气丝。

6. 致病特征

分离菌是从手术两切口的脓液中直接接种平板纯分离。由于该菌 20 小时断裂，难以形成菌团，断裂菌体又继续繁殖，致局部呈急性红肿和大量积液，骨膜受损，软骨增生，以及白细胞和体温升高等毒素反应，分离菌应是该病变组织的致病原菌。

奴卡菌多从肺部入侵，从血液传播致其他部位，该患者下肢静脉曲张，血液滞留，更易引起细菌积聚引发病灶，X 线片虽在肺部未发现病灶，可能已隐性感染，遂致关节膜等病变。

二、巴西奴卡菌

巴西奴卡菌是需氧放线菌，广泛存在于自然界泥土里。多为外源性引起肺部急性或慢性感染。

1. 染色形态

在血平板中分离菌的 24 小时培养物为革兰阳性团丝状菌，7—10 天后呈球状、双球、链球状及各种长短不一菌丝体断裂的杆状体。抗酸染色在同一视野内可见有红、蓝两种染色的菌体。链丝状孢体内有形如链状球菌，外有鞘膜包裹，成熟后鞘模破裂，孢子体溢出，排列呈单、双或链球状，且略大于丝状体。图 5-7—图 5-10。

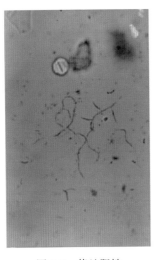

图 5-7　革兰阳性

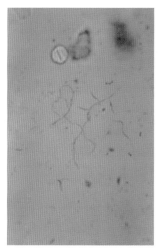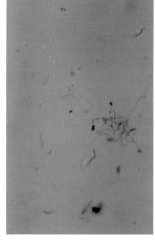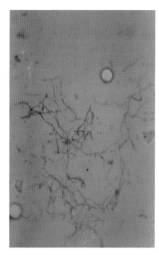

图 5-8 团丝状　　　　图 5-9 双球状　　　　图 5-10 链球状

2. 菌落形态

在血平板上，35℃培养育 24 小时长出 1—2mm 菌落，呈皮壳状凸起，但菌落凹陷入培养基呈窝状，且与培养基粘连。2天后菌落表面长出白色菌丝体覆盖，易用白金环剔除。白色菌丝体长出时，培养基有泥土气味溢出。接着菌落周围呈乙型溶血。两周后菌落增大至 3—5mm，表面为白粉沫状且呈纽扣样皱褶。挑之易于脆裂，难溶于盐水。沙煲培养基培养，表面长出与血平板样菌落，但背面呈橙黄色，后变暗褐色。在察氏（Czapek）培养基上则为白色的、极薄的、无扩散的、边缘呈放射状大约为3～4mm 菌落；直接镜检，可见吹之能动的气生菌丝及堆状的，有垂直、有弯卷的丝状串珠性孢子体。图 5-11—图 5-14。

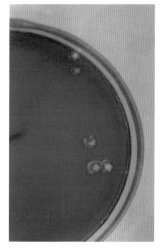

图 5-11 凹陷

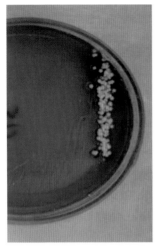 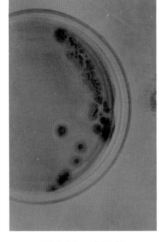 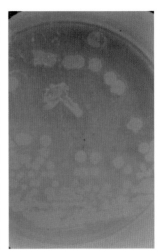

图 5-12　钮扣样　　　　　　图 5-13　暗褐色　　　　　　图 5-14　极薄

3. 生化反应

能液化明胶、水解淀粉、水解酪蛋白、分解酪氨酸、在石蕊牛奶中培养，则先凝固，后由底至面液化（陈化）。接种 0.4% 明胶水中在 50℃ 水浴 8 小时后仍能生长。能利用石蜡，在石蜡棉拭上 35 天后仍能生长。对葡萄糖、麦芽糖、甘露醇、蔗糖、乳糖、阿拉伯胶糖、木糖、鼠李糖 7 天内无作用，尿素酶反应阳性。

4. 病例摘要

患者男性，55 岁，干部。B 超检查提示有 2.0cm×2.0cm 的肝囊肿。十多天前咳嗽、鼻塞，随后参加回收废旧胶鞋加工粉碎的车间劳动。三天后又突然畏寒、发热、严重咳嗽。初干咳无痰，后咳出白色带黄脓血痰。入院时体温 39℃，X 线示双肺纹理增粗，右下肺纹理模糊，呈斑片状模糊阴影，诊断为右下肺炎。听诊可闻湿性啰音，疑败血症，血培养分离到本菌。经治愈出院。

第六章　香味沙雷菌

香味沙雷菌寄居于外环境等自然界，和人体呼吸道，对环境有较强的适应能力，能在一般的冷冻环境下生长，一旦当医疗器械，治疗用品和有关医务人员感染寄生该菌，极易通过不同方式传染给易感人群。

1. 染色形态

为革兰阴性杆菌、周毛、具动力、无芽胞、无荚膜。图6-1—图6-2。

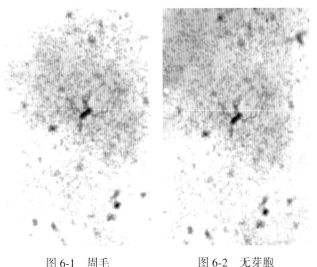

图6-1　周毛　　　　　　　　图6-2　无芽胞

2. 菌落形态

血平板24小时长出1.5—2.0mm光滑、湿润、突起、边缘整齐的菌落，继续培养，菌落更为湿润，略具黏性。无色素、有香味、普通平板生长，SS平板不长。3例各培养2次，阳性共6株菌。取3例病人剩余血浆，结果长出同病人分离菌相一致的细菌。香味沙雷的鉴定，目前常用培养特征性的形态、气味和生化特性进行筛选后鉴定。但由于各种菌种间的典型与非典型菌株反应的差异，常造成误诊。在有条件的医院仍应同时使用血清学诊断确保鉴定的准确性。图6-3—图6-6。

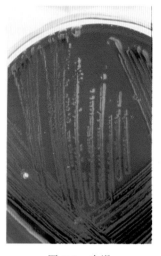

图 6-3　光滑

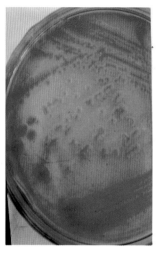

图 6-4　凸起

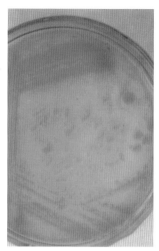

图 6-5　湿润

3. 生化特性

阳性反应的有淀基质、甲基红、V-P、枸橼酸、赖氨酸、鸟氨酸、动力、明胶、KCN、麦芽糖、木糖、海藻糖、纤维二糖、七叶苷、密二糖、半乳胶、葡萄糖产酸、乳糖、蔗糖、甘露醇、水杨素、侧金盏花醇、肌醇、山梨醇、阿拉伯胶糖、棉子糖、ONPG、甘露糖、葡萄酸盐、木糖醇、DNA；阴性反应的有 H_2S、尿素、苯丙氨酸、精氨酸、阿拉伯胶醇、丙二酸盐、葡萄糖产气、卫矛醇、赤藓醇。

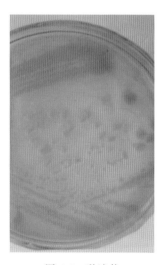

图 6-6　黏液状

4. 病例简介

（1）男，某县城附近农村人。患儿在当地出生时，脐带绕颈、全身发绀、四肢肌张力低下，经抢救后 10 分钟，全身转红润。会啼哭。大便墨绿色，当晚口吐白沫。唇周发绀、拒奶、其足背及双侧大腿外缘硬肿。出生后 3 天入院，呼吸迫促。双肺可闻中等小水泡音。输入血浆 50ml后，当晚寒战发热。次日取血 2 次培养出香味沙雷菌。3 天后死亡。

（2）男，出生后第 9 天全身出现黄疸，并进行性加重，近 2 天拒奶、哭声低下 。发病第 1 天曾发热 38.4℃，在当地作输液、输血治疗，退热。10 天后转入本院时，全身皮肤及巩膜重度黄染、皮肤弹性差、腹部可见大片瘀斑、口周发绀、口吐白沫、双肺可闻中等细湿啰音、腹胀、肝肋下 2cm、X 线肺部未见异常、腹部肠内积液（血）。输父血当日及隔 2 天输同一献血者全血各 100ml，当晚寒战发热，次日取血 2 次培养出香味沙雷菌。3 日后死亡。

（3）女，50 岁。患者曾因肝硬化、鼻出血、牙龈出血先后多次住院治疗后，因乏力、食欲缺乏、腹胀、眼黄、脾功能亢进入本院。拟体质恢复后即行脾切除术。连续 3 天输入同型血浆（同例 1）各 300ml，最后一日输完 200ml，续输第 2 袋中剩余血浆及病人血，3 次培养出香味沙雷菌，治愈出院。

5. 感染途径

主要是由血液（浆）抽取或分装过程中发生污染所致。香味沙雷菌寄居于人体呼吸道，当操作人员如遇感冒、过敏性鼻炎时，因无菌操作上的困难，在抽血，分装，输血过程中（包括血、浆）采集有造成污染的可能或者是已经染菌的血浆，在同批分装过程中造成的交叉污染。香味沙雷菌一旦污染血源，能在血库冰箱 4℃ 内抵御吞噬并快速繁殖，而其他种类细菌则极少有此特征。当血液（浆）从冰箱中取出输注之前需稍作复温，也有增加该菌活性的机会和时间。当繁殖 $<10^6/ml$ 之时，由于该菌不溶血和不产气，血液（尤其是血浆）外观尚无明显变化，虽然严格检查，液极难发现。

第七章 爱 德 华 菌

爱德华菌发现于1959年，1965年正式命名，归入肠杆菌科，有3个种，即霍氏欣氏爱德华菌（*E. hoshinal*），鲶鱼爱德华菌（*E. ictaluri*）和迟缓爱德华菌（*E. tarda*），只有迟缓爱德华菌引起人类致病。

1. 染色形态及电镜照片

革兰阴性杆菌，两端钝圆，单个分散，周毛，非抗酸性、无芽胞、无荚膜。电镜下呈单个或成双排列。染色形态：图7-1—图7-7，电镜：图7-8—图7-10。

2. 菌落形态

血平板35℃培养24小时，长出1—2mm大小、边缘整齐、湿润、光滑、扁平或稍隆起、周围无溶血现象的菌落。在营养琼脂上生长，但菌落较小、在SS平板上为不发酵乳糖的更为细小（0.5mm）、光滑而半透明菌落，72小时后增大至2—3mm，中心逐渐变黑。图7-11—图7-12。

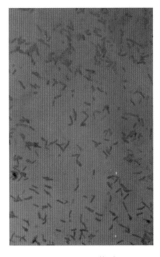
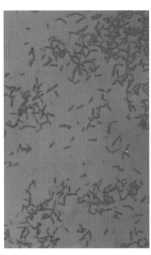
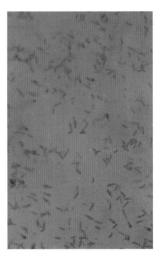

图7-1 无芽胞　　　　　图7-2 无荚膜　　　　　图7-3 革兰阴性

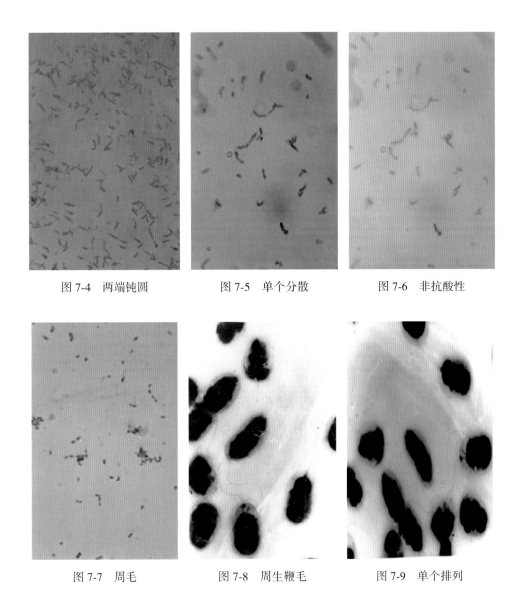

图 7-4 两端钝圆　　　　　图 7-5 单个分散　　　　　图 7-6 非抗酸性

图 7-7 周毛　　　　　图 7-8 周生鞭毛　　　　　图 7-9 单个排列

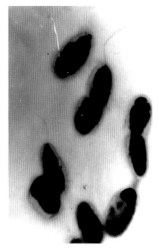
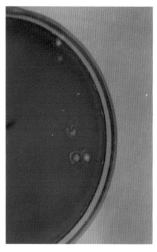
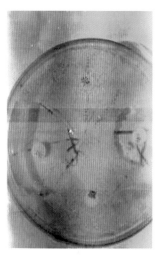

图 7-10　成双排列　　　　图 7-11　光滑湿润　　　　图 7-12　稍隆起

3. 生化特性

在克氏双糖铁琼脂斜面红色、底层黄色有少量气泡及硫化氢，48 小时后 H_2S 变黑约占全管 1/3 以上。氧化酶实验阴性，O-F 为发酵型，硝酸盐还原阳性，明胶酶、淀粉酶实验阴性。在 KCN 培养基上不生长，IMvic 反应为 ++--。40% 胆汁肉汤中能生长。其他实验反应如：葡糖糖、麦芽糖、甘露糖、半乳糖、赖氨酸和鸟氨酸脱羧酶为阳性反应。而甘露醇、乳糖、阿拉伯胶糖、木糖、肌醇、鼠李糖、山梨醇、侧金盏花醇、水杨素、糖原、七叶苷、5% 乳糖以及尿素酶、精氨酸水解酶、苯丙氨酸脱氨酶及蔗糖等实验反应均为阴性。

4. 病例摘要

女，30 岁。患者 4 年前及今年 4 月份曾患胆囊胆道蛔虫多次发作住院治疗，于 10 多天前右上腹疼痛，持续阵发性疼痛加剧。近 4 天病情加重，巩膜及全身皮肤中度黄染并呕吐。B 超显示，胆道、胆囊有蛔虫团块，肝肋下 4cm，剑突下 5cm，脾肋下 3cm。入院当天血培养出爱德华菌。经驱虫（驱出蛔虫 10 多条）抗菌消炎治疗，体温逐渐降致正常，黄疸减退，症状消失，10 天后，痊愈出院。

第八章 脱硝产碱菌木糖氧化亚种

脱硝产碱木糖氧化亚种（*Alcaligenssdeni-trificans subsp Xylosoxydans*）过去称为木糖无色杆菌（*Achromobacter Xylosoxidans*），因其DNA/rRNA与产碱菌属有高度的同源性。而属产碱菌属。

1. 染色形态

本菌为革兰阴性杆菌，无芽胞，无荚膜，无异染颗粒，非抗酸性，有单极、两极、周毛的菌体，有的两极着色较深，有的中心不着色或浅着色，还有影子样的菌体。图 8-1—图 8-8。

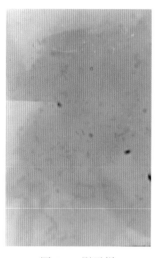

图 8-1 影子样

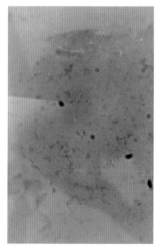

图 8-2 中心不着色

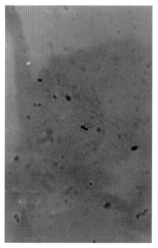

图 8-3 浅着色

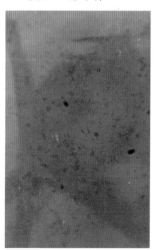

图 8-4 着色较深

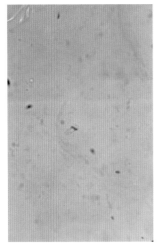
图 8-5　单极鞭毛

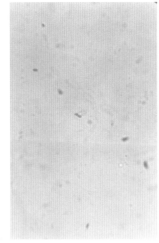
图 8-6　双极鞭毛

图 8-7　单极

2. 菌落形态

　　血平板 24 小时培养物为细小光滑、突起、白色、边缘整齐无溶血菌落，普通平板上稍带淡黄色，SS 平板上能生长，35℃生长最佳，22℃生长缓慢。图 8-9—图 8-10。

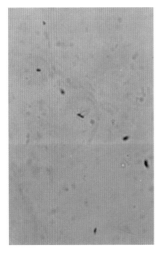
图 8-8　周毛

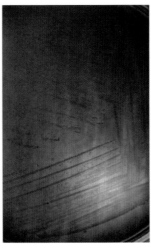
图 8-9　细小、光滑

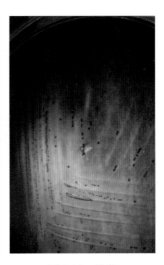
图 8-10　凸起

3. 生化特性

氧化酶反应阳性、触酶反应阳性，具动力，IMViC 反应为 - + - +；赖氨酸、精氨酸、鸟氨酸、苯丙氨酸、尿素、DNA 阴性，OF 葡萄糖为氧化型，阳性反应的有葡萄糖、木糖、甘露糖、葡萄糖酸盐、乙酰胺、硝酸盐还原亚硝酸盐。阴性反应的有乳糖、麦芽糖、甘露醇、蔗糖、脱氮、半乳糖、果糖、七叶苷、鼠李糖、明胶淀粉、3-酮基乳糖酸盐。能利用木糖、葡萄糖、葡萄糖酸盐、消旋酒石酸盐、醋酸盐；不能利用阿拉伯胶糖、甘露醇、甘露糖、果糖。

4. 病例摘要

女，30 岁，10 前患风湿性心脏病二尖瓣狭窄关闭不全，遂行二尖瓣置换术至 2 年前病情好转，一年前再次行二尖瓣置换术，术后症状缓解，近 2 周心悸气促、低热、月经不止入院。入院当天两次血培养出脱硝产碱木糖氧化亚种，后突然脑栓塞引起的口角歪斜，左侧肢体瘫痪；主动脉瓣区有新的舒张期杂音；超声心动图复查示：二尖瓣装置正常及新出现的主动脉闭锁不全。分离菌与患者血清效价最高达 1∶1024。

第九章　紫色色杆菌

紫色色杆菌为腐生菌，大多数兼性厌氧，我国南部地区的水和土壤已有存在，多引起小孩中耳道感染，由于该菌对多种常见抗生素耐药，早期治疗用药又不当导致病情迁延恶化，发展为脓毒败血症及肺炎，当使用敏感药物后，病情迅速好转治愈。

1. 染色形态

为革兰阴性杆菌，极端或极傍单端或两端有 1—4 根鞭毛，无荚膜，非抗酸性。无芽胞及异染颗粒。图 9-1—图 9-7。

2. 菌落形态

血平板培养 24 小时可见中等大小的圆形，稍突起，光滑，湿润呈乙型溶血的紫色菌落，在克氏双糖、普通平板上均显现紫色，SS 平板仅见稀疏菌落生长。图 9-8—图 9-12。

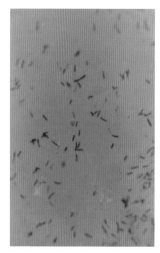

图 9-1　鞭毛

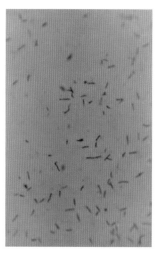

图 9-2　极傍鞭毛

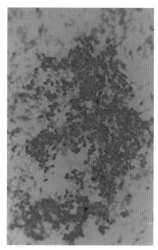

图 9-3　两端鞭毛

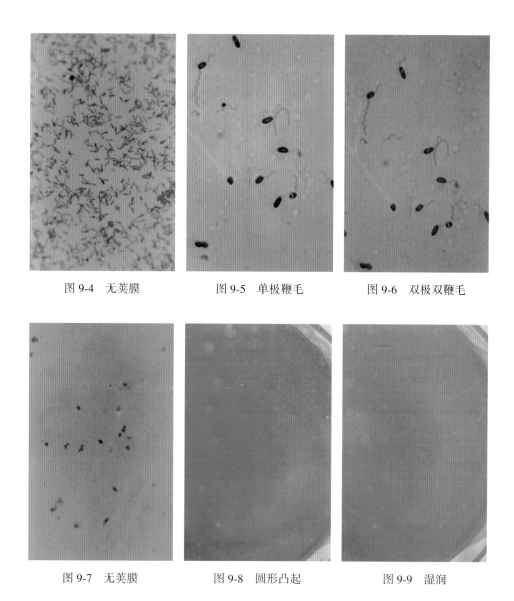

图 9-4　无荚膜　　　　　图 9-5　单极鞭毛　　　　　图 9-6　双极双鞭毛

图 9-7　无荚膜　　　　　图 9-8　圆形凸起　　　　　图 9-9　湿润

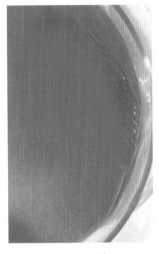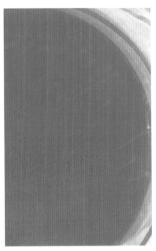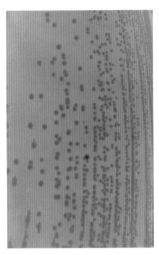

图 9-10　不溶血　　　　　　图 9-11　光滑　　　　　　图 9-12　紫色

3. 生化特性

OF 为发酵型，产酸不产气。氧化酶反应阳性，克氏双糖斜面产碱及紫色，底层产酸；7 天内发酵或阳性有葡萄糖、甘露糖、果糖、覃糖、硝酸盐还原、卵磷酯酶、明胶、精氨酸、酪蛋白水解；不分解或阴性反应有甘露醇、麦芽糖、乳糖、阿拉伯胶糖、鼠李糖、肌醇、水杨素、木糖、七叶苷、侧金盏花醇、棉子糖、山梨糖、山梨醇、阿拉伯胶醇、卫矛醇、木糖醇、纤维二糖、密二糖、丙二酸盐、葡萄糖酸盐、脱氨、苯丙氨酸、赖氨酸、尿素、DNA 酶、IMViC 为-+-+。

4. 病例摘要

女，3 月龄，我市某县农村人，患儿 6 天前发热，两天后咳嗽、气促、右耳流脓、腹泻入院。体温 38.7℃，双上肢及躯干见数个散在黄豆大脓疱疹、右耳前局限性红肿隆起、直径 5cm，质硬无波动，双肺闻大量中大小水泡音，肝肋下 5cm，脾肋下 2cm，X 线胸片示支气管炎，治疗后出院。

第十章　腔隙莫拉菌

腔隙莫拉菌常寄生于自然界和人体呼吸道，当机体局部免疫力抵下或皮肤外损时，可引起该菌的入侵和寄生或可引起病症。

1. 染色形态

革兰阴性短干菌，成对排列两端钝圆，偶见短链状。图 10-1。

2. 菌落形态

血平板 37℃ 48 小时，仅长出肉眼可见的灰白色、隆起、半透明、湿润、光滑极为细小菌落，无溶血现象，96 小时后，菌落周边缓性突起，中间凹陷像小窝，菌落无黏性，易乳化，无自凝现象。麦康凯、营养琼脂、42℃ 孵育均不生长。图 10-2。

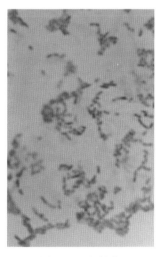 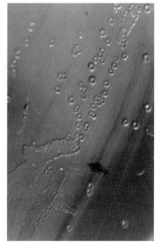

图 10-1　短链状　　　　　图 10-2　凹陷

3. 生化特性

阳性反应的有氧化酶、过氧化氢酶、硝酸盐还原、明胶液化；阴性反应的有 O-F、H_2S、阿拉伯胶糖、木糖、尿素酶、靛基质、动力、西蒙氏枸橼酸盐、葡萄糖、乳糖、麦芽糖、甘露醇、蔗糖、鼠李糖。凝固血清斜面形成小窝。

4. 病例摘要

4 岁小孩摔跤被口含筷子擦伤下颌，3 天后引起发烧脓肿，从术中脓液绝分离到本菌。

第十一章　创伤弧菌

创伤弧菌（*V. vulnificus*）是弧菌属第 5 群细菌，具有嗜盐性，能致人败血症和伤口感染。

1. 染色形态

分离菌为革兰阴性，逗点状，单极端单鞭毛，无芽胞，无异染颗粒，未发现荚膜。图 11-1—图 11-2。

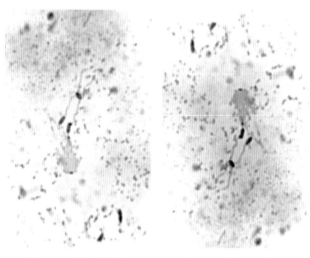

图 11-1　单极端鞭毛　　　　图 11-2　单极端单鞭毛

2. 菌落形态

血平板 24 小时菌落细小、光滑、边缘整齐、扁平突起。48 小时部分菌落顶端凹陷、皱褶、凹陷正中又有一个小岛突起，呈双层状，部分仍呈光滑型。皱褶部分进一步扩大成整个菌落、其皱褶特征以 NaCl 肉汤培养物接种更为明显。初代培养难于形成。普通平板生长，SS 平板不长。图 11-3—图 11-4。

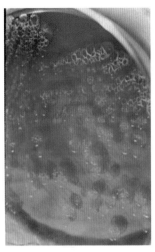 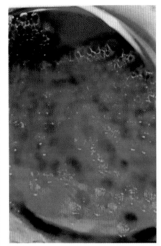

图 11-3　凹陷　　　　　　　　图 11-4　双层状

3. 生化特性

氧化酶、触酶、拉丝实验阳性，需氧与厌氧均能生长，OF 葡萄糖为发酵型。43℃半乳糖阳性。此外阳性反应的有硝酸盐还原、水杨素、靛基质、甲基红、枸橼酸盐、赖氨酸、鸟氨酸、动力、葡萄糖产酸、半乳糖、纤维二糖、麦芽糖、甘露醇、甘露糖、海藻糖；阴性反应的有 V-P、H_2S、尿素酶、苯丙氨酸、精氨酸、丙二酸盐利用、葡萄糖产气、侧金盏花醇、卫矛醇、赤藓醇、鼠李糖、肌醇、乳糖、棉子糖、山梨醇、蔗糖、木糖、七叶苷、黏液酸、酒石酸盐、醋酸盐、DNA 酶、黄色素、阿拉伯胶糖。嗜盐性试验：0g/L NaCl 肉汤、80g/L NaCl 肉汤、100g/L NaCl 肉汤不生长，30g/L NaCl 肉汤、60g/L NaCl 肉汤生长。

4. 病例摘要

患者男性，23 岁农民，因在海边打水鸟时，由于枪管爆炸，伤及左手腕 $12 \times 6cm^2$，呈粉碎性骨折，断去食指、大拇指，伤后 3 小时入院，体查 37℃，X 线片腕关节脱位，患者突然寒战发热，伤口坏死化脓，取脓液培养出创伤弧菌。

第十二章 李斯特菌

单核细胞增多性李斯特菌；（*Lileria monocy-togenes* 下称李斯特菌）近年欧美和日本有逐年增多趋势，5 岁以下儿童及婴幼儿发病以脑膜为主，其次是败血症，其他年龄组均可发病。

1. 染色形态及电镜照片

本菌为革兰阳性小杆菌，两端钝圆、常两两相连成弯曲及 V 形，偶有球状、双球状，（0.4—0.5）μm×（0.5—2）μm，有 1—4 根鞭毛，未发现异染颗粒，无芽胞，非抗酸性，在营养丰富的环境中，可生产荚膜。染色形态：图 12-1—图 12-9，电镜：图 12-10—图 12-24。

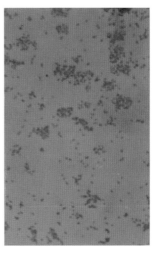

图 12-1　球状

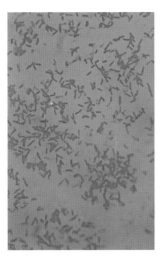

图 12-2　两两相连

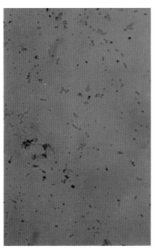

图 12-3　偶有球状

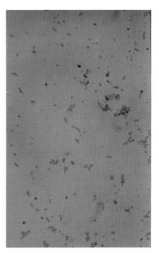

图 12-4　革兰阴性

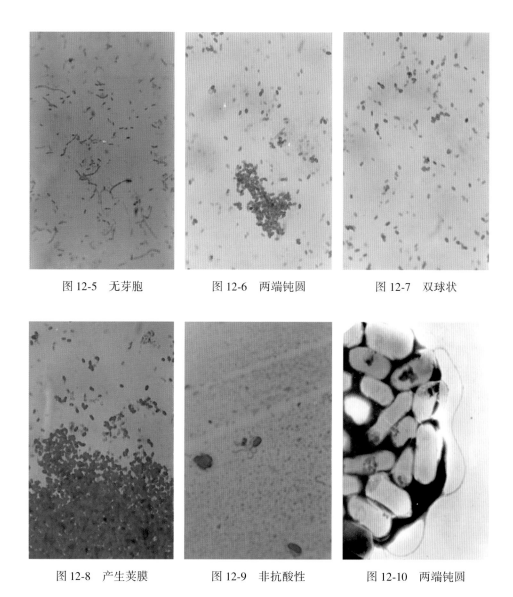

图 12-5　无芽胞　　　　　　图 12-6　两端钝圆　　　　　　图 12-7　双球状

图 12-8　产生荚膜　　　　　　图 12-9　非抗酸性　　　　　　图 12-10　两端钝圆

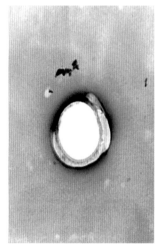

图 12-11 荚膜菌

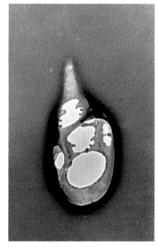

图 12-12 单极端鞭毛

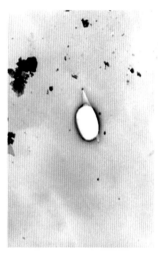

图 12-13 双极端鞭毛

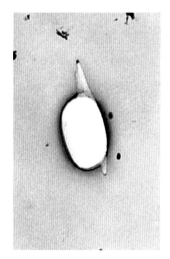

图 12-14 鞭毛菌

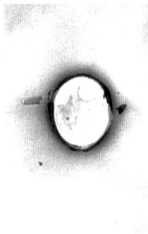

图 12-15 双极端荚膜菌

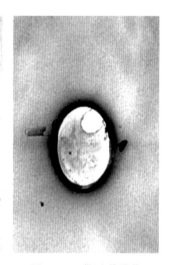

图 12-16 鞭毛荚膜菌

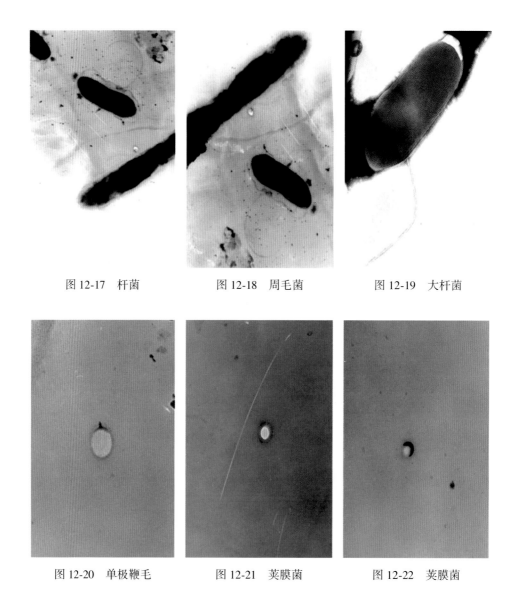

图 12-17　杆菌　　　　　　　图 12-18　周毛菌　　　　　　　图 12-19　大杆菌

图 12-20　单极鞭毛　　　　　图 12-21　荚膜菌　　　　　　　图 12-22　荚膜菌

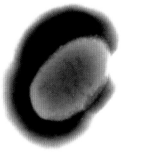 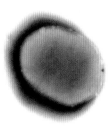

图 12-23　荚膜菌　　　　图 12-24　荚膜菌

2. 菌落形态

在血碟上 35℃孵育 48 小时，长出 1—2mm 灰白色、湿润像露滴、半透明、边缘整齐菌落，数天后增大至 2mm，菌落周围血球模糊不清，像毛玻璃状溶血，能在普通营养琼脂上生长，在麦康凯培养基上培养 72 小时无可见菌落。在肉汤中呈少量混浊及沉淀生长，轻轻摇动，沉淀物呈絮状。在 4℃冰箱孵育 96 小时与 35℃48 小时生长一样旺盛。43℃仍能生长。在适宜的半固体琼脂（加入腹水或血清）垂直针刺接种，分离菌从表面均匀弥漫地向下生长，底边呈弯月状。悬滴检查运动活泼。氧化酶阴性。图 12-25—图 12-26。

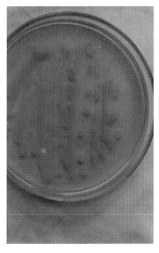 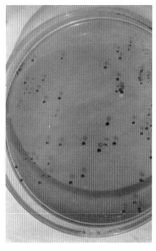

图 12-25　灰白色　　　　图 12-26　湿润

3. 生化特性

革兰阳性、运动性、弱 β 溶血产生、明胶液化、葡萄糖产酸不产气、蔗糖产酸、麦芽糖产酸、乳糖产酸；阴性反应的有淀基质不产生、硫化氢不产生、尿素酶、抗酸性。枸橼酸盐不利用。

4. 单核细胞增多性动物实验的曲线

注射后 5 天开始单核细胞升高，7—10 天升高增到 19%—21%，15 天开始降至 14%，20 天后降到 7% 以下，淋巴细胞同时也有明显增高。

5. 病例摘要

女，30 岁，因贫血、高热、肝脾肿大入院。入院时体温 39.5℃，血象 Hb 90g/L，分类 L 0.16，N 0.76，E 0.08。初期对症治疗。入院 3 天胸腹及四肢出现皮疹，取血培养分离出本菌，11 天后用青霉素、氯霉素治疗，后改用红霉素，庆大霉素治疗 8 天，病情好转。30 天后发现腹部肠系淋巴结肿大。

第十三章 不动杆菌

一、乙酸钙不动杆菌

乙酸钙不动杆菌，是一群寄生于土壤，水和人体表面单个或成排排列一般无致病性，但当机体抵抗力低下时可通过伤口等部位入侵机体引起致病。

1. 染色形态

革兰阴性，无芽胞、无荚膜，无动力非抗酸性，球状，可单个或成双排列，或呈短链状。图 13-1。

2. 菌落形态

血平板上生长旺盛，扁薄状，SS 平板需大量接种后，才稀疏生长出不透明的细小菌落，普通平板和血平板一样，初为细小，72 小时后，扁薄融合成片状。图 13-2—图 13-6。

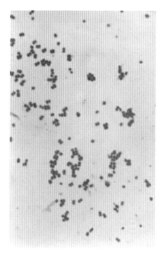
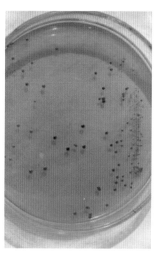
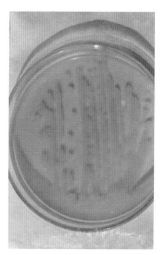

图 13-1　球状　　　　　　图 13-2　细小　　　　　　图 13-3　溶合

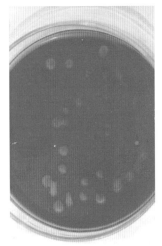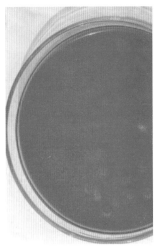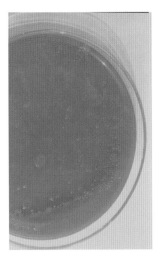

图 13-4　扁薄　　　　　　图 13-5　灰白色　　　　　　图 13-6　不溶血

3. 生化特性

阳性反应的有触酶、葡萄糖、乳糖、枸橼酸盐；阴性反应的有氧化酶、动力、硝酸盐还原、木糖、甘露醇、蔗糖、尿素，44℃不生长。

4. 病例摘要

患者农村人，务农，长期赤脚种田，因受小伤化脓，溃疡，后发热入院，两次血培养出乙酸钙不动杆菌，敏感药物治愈出院。

二、鲍曼氏不动杆菌

鲍曼氏不动杆菌广泛存在于自然界，水和土壤当人体皮肤受损可寄生于受损部位，机体免疫力低下时引起发病。

1. 染色形态

革兰 阴性杆菌，无芽胞、无鞭毛，无动力，多为球状，球杆状，单球状或成双排列，个别可呈细丝状。图 13-7—图 13-9。

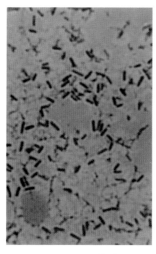
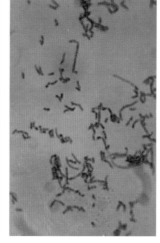
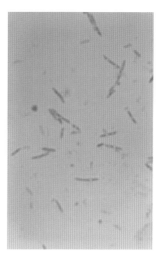

图 13-7　无芽胞　　　　图 13-8　球杆状　　　　图 13-9　细丝状

2. 菌落形态

菌落光滑凸起的细小菌落，边缘整齐，不溶血的灰白色菌落。图 13-10—图 13-13。

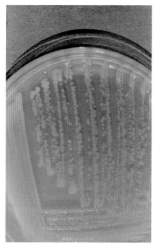
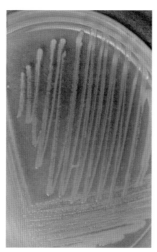
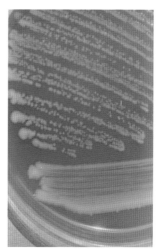

图 13-10　凸起　　　　图 13-11　细小　　　　图 13-12　光滑

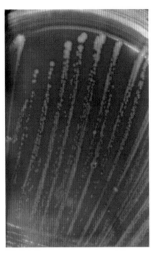

图 13-13　不溶血

3. 生化特性

阳性反应的有触酶、葡萄糖、木糖、乳糖、枸橼酸盐，44℃生长；阴性反应的有氧化酶、动力、硝酸盐还原、甘露醇、蔗糖、尿素等实验。

4. 病例摘要

患者农村人，务农，长期赤脚活动，致左脚有一脓疱溃疡，半年后，一天因破损受伤，后发热入院，两次血培养出鲍曼氏不动杆菌，敏感药物治愈出院。

第十四章　延长奈瑟菌

延长奈瑟菌寄生于自然界和人体呼吸道，当呼吸道菌群发生失调时，可引起致病。

1. 染色形态

革兰阴性，球状，双球状，菌体有时较大，有时细小，有时分散，有时成堆状排列。图 14-1—图 14-10。

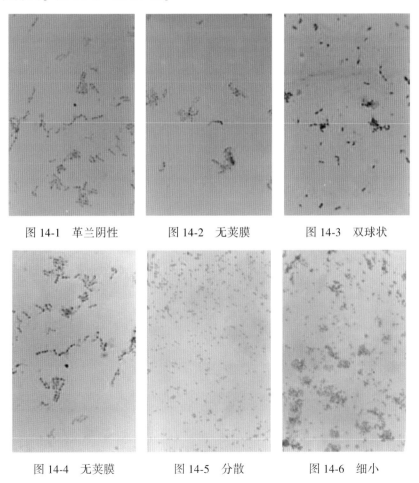

图 14-1　革兰阴性　　　　图 14-2　无荚膜　　　　图 14-3　双球状

图 14-4　无荚膜　　　　图 14-5　分散　　　　图 14-6　细小

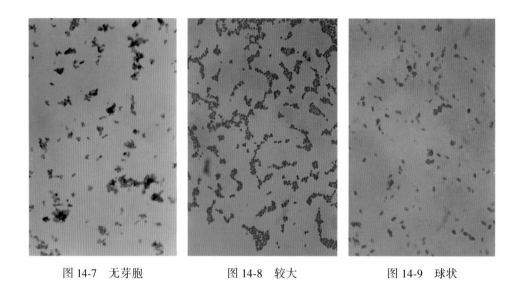

图 14-7　无芽胞　　　　　　图 14-8　较大　　　　　　图 14-9　球状

2. 菌落形态

本菌 22℃ 血平板、普通平板均不生长。37℃ 在普通平板上能生长。白色细小菌落，继续培养后，逐渐扩散变薄呈融合性生长。图 14-11—图 14-13。

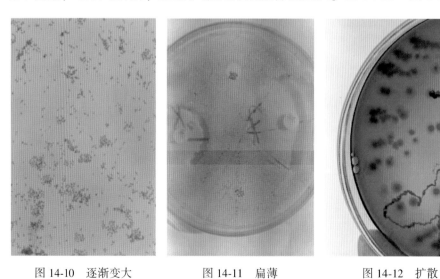

图 14-10　逐渐变大　　　　图 14-11　扁薄　　　　　　图 14-12　扩散

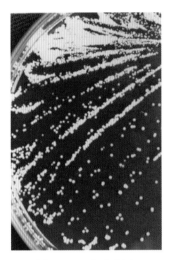

图 14-13　白色细小

3. 生化特性

阳性反应的有亚硝酸盐还原、氧化酶、触酶等实验；阴性反应的有葡萄糖产酸、麦芽糖产酸、甘露醇产酸、蔗糖产酸、乳糖产酸、硝酸盐还原等实验。血平板、普通平板均生长。

4. 感染途径

本菌为呼吸道寄生菌，多不引起致病。

5. 病例摘要

该患者是三月大小孩，因咳嗽多日，发热入院，在咳出痰液中，多次培养出该菌，治愈出院。

第十五章　浸麻芽胞菌

1. 染色形态

革兰阴性杆菌，芽胞在次极端逐步形成，为椭圆形，菌体缩短像匙形，最后形成椭圆球形状。图 15-1。

2. 菌落形态

血平板 24 小时为细小、微突，蓝灰色半透明，初像水滴状，72 小时后增大至 1—2mm，边缘呈扩散生长成锯齿状或迁徙状。图 15-2—图 15-5。

3. 生化特性

阳性反应的有触酶、动力、V-P 等实验。在 AS 培养基中利用葡萄糖、木糖、甘露醇、还原硝酸盐。需氧、厌氧菌生长。

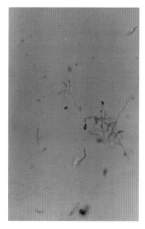 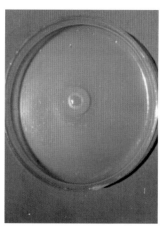 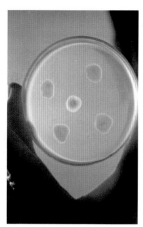

图 15-1　椭圆球状　　　　图 15-2　水滴状　　　　图 15-3　锯齿状

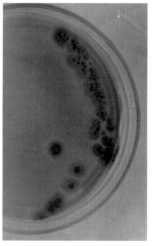 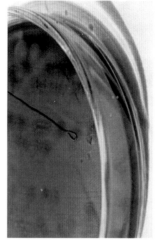

图 15-4 迁徙状 图 15-5 微凸

4. 病例摘要

女，成人，因畏寒，发热，恶心呕吐 5 天入院，X 线未见异常，入院当天，血培养出浸麻芽胞菌，病后 35 天为抗体高峰，45 天后逐渐下降。

第十六章 不常见菌机会感染的危险因素

1. 机会感染

调查了 6690 例寒战发热病人的 13380 份标本，发现 9 属 12 种不常见机会感染菌引起 16 例病人发病，证实过去认为对人体无毒无害的部分腐生菌，植物致病菌引起人体致病及多种入侵途径、致病危害因素。

2. 六种机会感染的发病危险因素

其一，广谱高效的抗生素的使用，致强毒株、弱毒株受到抑制，而无毒的腐生菌或寄居菌则逐渐适应，当局部生态环境菌群失调之时，就有可能引起致病。其次，就是基础疾病的影响，基础疾病常患多年，久治不愈，由于服用多种药物，致使机体代谢系统不平衡，造就机会感染的基础条件，本项目的 16 例病人中就有 13 例之多。其三，皮肤黏膜损伤（含外科手术，医源探查）和/或炎症，是机会感染的重要入侵途径，有皮肤黏膜损伤或炎症的病员比没有的机会大得多。其四，年龄因素，<1 岁婴儿，既有脐带损伤或/和分娩吸入。其五，静脉给药，主要是输入含菌药液有关，包括药液本身或输入过程的污染，在 16 例病人中占 3 例。其六，免疫抑制和激素药物的使用。在机会感染病人具有上述 6 项中≥3 项者为败血症发病危险因素，皮肤黏膜损伤的只有 2 项也可引起脓肿。

在细菌学实验诊断中，不常见菌受抗生素等微环境影响，致某些表型诊断特征不常见和不典型，尤其初代培养的分离鉴定。本项目提供了 12 种不常见菌的实验诊断特征和实验依据。如奴卡菌、链霉菌初代培养生长缓慢，皮状外壳，黏贴培养基上，稍不注意则被丢弃。假单胞菌有其特异的各种气味，但需要 48 小时后才能显现。腔隙莫拉菌极易与链球菌相混。其凹形菌落尚需 48 小时或更长时间后形成。以及皱折形菌落的种间鉴别等特征。

3. 入侵途径

机会感染菌的不同入侵途径，如封闭镇痛治疗引起珊瑚奴卡菌感染，蜮虫堵塞胆道引起爱德华菌败血症，基础疾病使用抗生素与激素治疗引起链霉菌、唐昌蒲假单胞菌败血症脑膜炎，分娩致婴儿斯氏假单胞菌败血症，输血引起香味沙雷菌生物 I 型败血症，枪伤引起创伤弧菌和创伤引起腔隙莫拉菌感染途径。

综述

棒状杆菌、JK 棒状杆菌等 7 个菌种能引起机会感染。类鼻疽病是雷州半岛地方性的流行病，在 44 例类鼻疽病例中，分布于茂名湛江两市的 11 个县（区），44 个自然村，人与人之间，人与家畜之间没有直接密切接触的关系，所有的病员均有赤脚下田劳动的历史；对类鼻疽血清学的快速诊断研究，2000bp DNA 抗原的 ELISA 检测类鼻疽病，达到国内外的领先水平。在假单胞菌引起条件致病中，本文报告 5 种假单胞菌，部分个种达到国内领先水平。在链霉菌的条件致病研究中，有关菌株的研究经中国科学院微生物研究所协助鉴定。珊瑚奴卡菌在国内是首次报告。香味沙雷菌一般寄生在外环境和人体皮肤表面，主要在血液抽取或分装过程污染所致，值得大家警惕。爱德华菌引起致病较为罕见，电镜照片可以补充染色的各种形态。紫色色杆菌一般存在外环境易引起感染，由于该菌能产生紫色色素，极易和其他菌区别。腔隙莫拉菌主要培养时间 48 小时以后，菌落的凹陷形极易区别。创伤弧菌一般存在自然界，由外伤感染发病。李斯特菌，通过单核细胞增长曲线进行鉴定，不同电镜照片证实该菌具有鞭毛和夹膜。不动杆菌一般存在于外环境，当机体免疫力低下或外部损伤容易引起致病。

参 考 文 献

陈光远，陈岩松，曹穗春．1991. 斯氏假单胞菌败血症脑膜炎及其菌株鉴定．中华医学检验杂志，
    14（2）：116.

陈光远，陈岩松，端青．1990. 唐昌蒲假单胞菌致人败血症脑膜炎及其菌株鉴定．中华医学检验杂志，
    13（4）：248.

陈光远，陈岩松，梁庆祥．1991. 脱硝产碱菌木糖氧化亚种引起急性心膜及其鉴定．中华医学检验杂志，
    14（5）：314.

陈光远，陈岩松，钟琼．1991. 紫色色杆菌败血症．中华医学检验杂志，14（5）：311.

陈光远，程军科，唐德燊．1990. 国内首次报告 2 例类鼻疽败血症及其菌株鉴定．湛江医学院学报，8（1-
    2）：44.

陈光远，程军科，赵忠利．1990. 三例类鼻疽假单胞菌败血症及其鉴定．中华医学检验杂志，
    13（5）：305.

陈光远，冯欣，梁陶．1994. 微小棒状杆菌败血症及其菌株鉴定．中华医学检验杂志，17（4）：206.

陈光远，冯欣，梁陶．1996. 链霉菌感染致人脓肿败血症两例．中华医学检验杂志，19（5）：312.

陈光远，黄华振，冯欣．1994. JK 棒状杆菌败血症及其菌株鉴定．中华医学检验杂志，17（1）：57.

陈光远，梁陶，冯欣．1994. 创伤弧菌的分离鉴定．临床检验杂志，12（4）：194.

陈光远，梁陶，冯欣．1996. 珊瑚奴卡氏菌致人膝关节膜炎首例报告．中国人兽共患病杂志，12（4）：26.

陈光远，梁陶，冯欣．1996. 输血致香味沙雷氏菌生物 I 型感染的确证与分析．中国输血杂志，9（1）：6.

陈光远，谭铭，陈岩松．1989. 爱德华氏菌败血症．中华医学检验杂志，12（6）：328.

陈光远，谭铭，陈岩松．1990. 从血液中分离出一株巴西奴卡氏菌．临床检验杂志，8（2）：96.

陈光远，谭铭，梁桂芝．1988. 从脓液中分离出腔隙莫拉氏菌．临床检验杂志，6（1）：47.

陈光远，谭铭，吴平．1989. 从小儿败血症肺炎病人的血液中分离出少动假单胞菌．中华医学检验杂志，
    12（5）：315.

陈光远，吴平．1988. 单核细胞增多性李斯特氏菌的分离鉴定．中华医学检验杂志，11（4）：226.

陈光远，曾夏杏．1995. 棒杆菌群败血症及其发病因素调查分析．中华流行病学杂志，16（1-A）：105.

陈光远，曾夏杏，冯欣．1997. 间接霉联免疫特异抗原的研究及其诊断类鼻疽病的临床应用．中国人兽共患
    病杂志，13（5）：174.

陈光远，曾夏杏，冯欣．1998. 类鼻疽病快速诊断的临床应用．中国人兽共患病杂志，14（4）：42.

陈光远，曾夏杏，冯欣．1999. 类鼻疽肺炎 29 例研究报告．中国人兽共患病杂志，15（4）：48.

陈光远，曾夏杏，冯欣．2004. 广东省雷州半岛地区类鼻疽病流行的调查．中华流行病亏杂志，
    25（5）：390.

陈光远，曾夏杏，冯欣．2006. 雷州半岛地区 44 例类鼻疽病的临床特征分析．中华传染病杂志，
    24（6）：406.

陈光远，张湘宁，曾夏杏．1995.13 例类鼻疽病调查研究．中国人兽共患病杂志，11（4）：52.